现代著名老中医名著重刊丛书

龚志贤临床经验集

龚志贤　编著

人民卫生出版社

图书在版编目（CIP）数据

龚志贤临床经验集／龚志贤编著．—北京：人民卫生出版社，2012.3（2025.1重印）

（现代著名老中医名著重刊丛书．第八辑）

ISBN 978-7-117-15461-1

Ⅰ．①龚…　Ⅱ．①龚…　Ⅲ．①中医学：临床医学—经验—中国—现代　Ⅳ．①R249.7

中国版本图书馆CIP数据核字（2012）第009693号

现代著名老中医名著重刊丛书

第八辑

龚志贤临床经验集

编　　著：龚志贤
出版发行：人民卫生出版社（中继线 010-59780011）
地　　址：北京市朝阳区潘家园南里19号
邮　　编：100021
E - mail：pmph @ pmph.com
购书热线：010-67605754　010-65264830
　　　　　010-59787586　010-59787592
印　　刷：三河市尚艺印装有限公司
经　　销：新华书店
开　　本：850×1168　1/32　**印张**：8
字　　数：197千字
版　　次：2012年3月第1版　2025年1月第1版第3次印刷
标准书号：ISBN 978-7-117-15461-1
定　　价：21.00元
打击盗版举报电话：010–59787491　E-mail：WQ @ pmph.com
质量问题联系电话：010–59787234　E-mail：zhiliang @ pmph.com
数字融合服务电话：4001118166　E-mail：zengzhi @ pmph.com

出版说明

自 20 世纪 60 年代开始，我社先后组织出版了一些著名老中医经验整理著作，包括医案、医论、医话等。半个世纪过去了，这批著作对我国现代中医学术的发展发挥了积极的推动作用，整理出版著名老中医经验的重大意义正在日益彰显。这些著名老中医在我国近现代中医发展史上占有重要地位。他们当中的代表如秦伯未、施今墨、蒲辅周等著名医家，既熟通旧学，又勤修新知；既提倡继承传统中医，又不排斥西医诊疗技术的应用，在中医学发展过程中起到了承前启后的作用。他们的著作多成于他们的垂暮之年，有的甚至撰写于病榻之前。无论是亲自撰述，还是口传身授，或是由其弟子整理，都集中反映了他们毕生所学和临床经验之精华。诸位名老中医不吝秘术，广求传播，所秉承的正是力求为民除瘼的一片赤诚之心。诸位先贤治学严谨，厚积薄发，所述医案，辨证明晰，治必效验，具有很强的临床实用性，其中也不乏具有创造性的建树；医话著作则娓娓道来，深入浅出，是学习中医的难得佳作，为不可多得的传世之作。

由于原版书出版的时间已久，今已很难见到，部分著作甚至已成为中医读者的收藏珍品。为促进中医临床和中医学术水平的提高，我社决定将部分具有较大影响力的名医名著编为《现代著名老中医名著重刊丛书》并分辑出版，以飨读者。

第一辑　收录 13 种名著

《中医临证备要》　　《施今墨临床经验集》
《蒲辅周医案》　　《蒲辅周医疗经验》
《岳美中论医集》　　《岳美中医案集》
《郭士魁临床经验选集——杂病证治》
《钱伯煊妇科医案》　　《朱小南妇科经验选》

《赵心波儿科临床经验选编》 《赵锡武医疗经验》
《朱仁康临床经验集——皮肤外科》
《张赞臣临床经验选编》

第二辑 收录 14 种名著

《中医入门》 《章太炎医论》
《冉雪峰医案》 《菊人医话》
《赵炳南临床经验集》 《刘奉五妇科经验》
《关幼波临床经验选》 《女科证治》
《从病例谈辨证论治》 《读古医书随笔》
《金寿山医论选集》 《刘寿山正骨经验》
《韦文贵眼科临床经验选》 《陆瘦燕针灸论著医案选》

第三辑 收录 20 种名著

《内经类证》 《金子久专辑》
《清代名医医案精华》 《陈良夫专辑》
《清代名医医话精华》 《杨志一医论医案集》
《中医对几种急性传染病的辨证论治》
《赵绍琴临证 400 法》 《潘澄濂医论集》
《叶熙春专辑》 《范文甫专辑》
《临诊一得录》 《妇科知要》
《中医儿科临床浅解》 《伤寒挈要》
《金匮要略简释》 《金匮要略浅述》
《温病纵横》 《临证会要》
《针灸临床经验辑要》

第四辑 收录 6 种名著

《辨证论治研究七讲》 《中医学基本理论通俗讲话》
《黄帝内经素问运气七篇讲解》 《温病条辨讲解》
《医学三字经浅说》 《医学承启集》

第五辑 收录 19 种名著

《现代医案选》 《泊庐医案》
《上海名医医案选粹》 《治验回忆录》
《内科纲要》 《六因条辨》
《马培之外科医案》 《中医外科证治经验》

《金厚如儿科临床经验集》 《小儿诊法要义》
《妇科心得》 《妇科经验良方》
《沈绍九医话》 《著园医话》
《医学特见记》 《验方类编》
《应用验方》 《中国针灸学》
《金针秘传》

第六辑　收录 11 种名著

《温病浅谈》 《杂病原旨》
《孟河马培之医案论精要》 《东垣学说论文集》
《中医临床常用对药配伍》 《潜厂医话》
《中医膏方经验选》 《医中百误歌浅说》
《中药炮制品古今演变评述》 《赵文魁医案选》
《诸病源候论养生方导引法研究》

第七辑　收录 15 种名著

《伤寒论今释》 《伤寒论类方汇参》
《金匮要略今释》 《杂病论方证捷咏》
《金匮篇解》 《中医实践经验录》
《罗元恺论医集》 《中药的配伍运用》
《中药临床生用与制用》 《针灸歌赋选解》
《清代宫廷医话》 《清宫代茶饮精华》
《常见病验方选编》 《中医验方汇编第一辑》
《新编经验方》

第八辑　收录 11 种名著

《龚志贤临床经验集》 《读书教学与临症》
《陆银华治伤经验》 《常见眼病针刺疗法》
《经外奇穴纂要》 《风火痰瘀论》
《现代针灸医案选》 《小儿推拿学概要》
《正骨经验汇萃》 《儿科针灸疗法》
《伤寒论针灸配穴选注》

这些名著大多于 20 世纪 60 年代前后至 90 年代初在我社出版，自发行以来一直受到广大读者的欢迎，其中多数品种的发行量达到数十万册，在中医界产生了很大的影响，对提高中医临床诊疗水平和促进中医事业发展起到了极大的推动作用。

为使读者能够原汁原味地阅读名老中医原著,我们在重刊时尽可能保持原书原貌，只对原著中有欠允当之处及疏漏等进行必要的修改。为不影响原书内容的准确性，避免因换算等造成的人为错误，对部分以往的药名、病名、医学术语、计量单位、现已淘汰的临床检测项目与方法等，均未改动，保留了原貌。对于原著中犀角、虎骨等现已禁止使用的药品，本次重刊也未予改动，希冀读者在临证时使用相应的代用品。

人民卫生出版社

2011年10月

钱序

《龚志贤临床经验集》的作者，是全国著名的老中医之一。曾任职于卫生部中医司兼北京医院中医科主任，现任重庆市中医研究所研究员兼所长，中华全国中医学会理事，四川省和重庆市中医学会副理事长。

龚志贤同志，执业中医近六十载，早在 20 世纪 50 年代初，在四川中医界就有一定的声望。他对《内经》、《难经》、《伤寒论》和《金匮要略》等中医古籍具有高深的素养，擅长外感、内伤诸疾，尤其是对肝病、肾病精其理法，辨证施治，经验丰富，疗效优异，解除病痛和挽救病家生命以千百计。作者在重庆参加和指导的中医药治疗肾盂肾炎的专题研究，曾获国家重大科技奖；近年作者总结的《几种慢性炎症性疾患的证治要点》一文，1981 年在国内发表后不久，于 1982 年即由神户、札幌、名古屋三家日本中医研究会转译，在日广为交流。

《龚志贤临床经验集》，系作者近 20 年来在重庆的临床证治和经验的总汇。该集内容较为丰富，既有中医诊法、治则、验证等专题阐述，又有作者本人临床独特经验，还有简便有效验方的介绍。不论专题著述，还是临床经验介绍，均系理论联系实际，切合实用。全书立论有据，独具见解，医道精湛，经验丰富，文笔简洁，通俗易懂，不失为对中医临床证治有益的参考书籍。

我与作者先共事于西南卫生部，20 世纪 50 年代中期至 60 年代初，又一道在卫生部工作。龚志贤同志不仅医德高尚，医术高超，而且事业心强，执行党的卫生工作方针和中医政策，能团结同道，广采中西医学的优长，一切从病人健康出发，对中医事业的发展贡献甚大。特此为序，旨在为中医学术的继承发扬，起到有益的影响。

钱信忠

1983年1月

方序

中国医药学有完整的理论体系和丰富的实践经验，是一个伟大的宝库，应当努力发掘加以提高。质言之，对中医药学的研究工作，首先就是发掘继承，只有在发掘继承的基础上，才能做到进一步的整理和提高。

如何发掘继承？我认为，一方面是认真学习古代医家留下来的医学文献资料，这是发掘继承的重要部分；另一方面则是认真总结当代确有真才实学的名老中医的临床实践经验。新中国成立以来，在党的中医政策光辉照耀下，在中医药的发掘和继承方面作出了大量工作并取得了一定成绩。但是这当中存在的问题也不少，在文献继承方面尚欠深透，在老中医的经验继承方面，流于形式者多，距离党和人民对我们的要求还很远，还需要我们在继承方面认真地做工作，没有继承也就没有发扬。当前在文献的研究整理方面，因有文献在，时间上还允许我们从容进行，但对继承老中医学术思想和临床经验工作方面则亟待加强，因为老大夫多数年事已高，硕果仅存者已经不多，如果不及时处理好这方面工作，那就有可能使老大夫多年积累的好经验将随之而跨鹤仙去，这将是一个不可弥补的重大损失 。

重庆市中医研究所龚志贤老大夫是我国著名的老中医之一，是我的老友也是我的老师，我们交往已四十余年，龚老在中医理论上有很深的造诣，在临床上更有丰富的实践经验。为了在中医诊断治疗方面提供研究资料，龚老将五十多年的读书心得、临床经验加以整理，著成《龚志贤临床经验集》一书。书成示余，捧读一遍，深感内容精博，启我茅塞之处甚多，确属近年来老大夫医话医案医论一类论著中之佳作。龚老邀余作序，余何人斯？何敢为长者序，但由于多年师友，恭敬不如从命，因此欣然命笔。愿此书一出，纸贵洛阳，广为流传，能更多地为人民健康造福；愿龚老健康长寿，能给我们留下更多的宝贵医疗经验。

方药中

1983年3月于北京中医研究院

陈序

余友龚志贤，名中医，青年时代学医巴渝耆宿李老寿昌、周公湘船，平生治学严谨，从京调渝，众皆景仰，历任重庆中医研究所内科主任、所长、研究员，成绩卓越，在老、中、青医师中皆起了示范作用。语云：实践出真知。龚老以五十多年实践经验，笔之于书，贡献于世，其可贵自不待言。我国医学，博大精深，源远流长，其治病保健之功，为广大群众所信赖而世代相传，医学乃得以演进和发扬，历数千年而不衰。际此时会，龚老新著问世，尊经方而不泥古，尚时方而有创新，注重在实用，指归在伤寒，当可为治疗科研之重要参佐。嘉惠医林，便利后学，功非浅鲜。为发皇祖国医学，余衷心祝愿有更多的医学新著问世。

西　江　月

贺龚老新著问世

代有传人演进，发皇古义新知，
东风浩荡赋新词，龚老锦集问世。
蜀水巴山毓秀，群芳竞艳多姿，
深得长沙百世师，不愧云林门第。

重庆市中医研究所研究员、顾问，八十五岁老中医师

陈源生

1983年3月

自序

余青年时期从师学医，在巴渝名宿李寿昌、周湘船诸师指导下攻读经典著作后，以医为业。五十多年来深感中国医学在汉唐以后虽有很大发展，但后汉张仲景的《伤寒杂病论》在辨证施治、理法方药方面已树立楷模，明清温病学说是伤寒学说的发展，伤寒学说是温病学说的基础，它们是一脉相承的。余在临床实践中，经方时方并重，尤其用《伤寒杂病论》的方剂化裁为多，疗效堪称满意。特别近二十年在重庆市第一中医院和市中医研究所从事肝肾诸病专题研究，积累资料较丰。

如何为继承发扬祖国医学遗产，搞好传帮带呢？我年老体弱多病，来日苦短，希望在有生之年将几十年临床实践经验加以整理，著成《临床经验集》一书，作为中青年中医同道在治疗工作中的参考资料，在理论阐述方面力求简赅，重在实用。由于成书匆促，水平不高，不足之处在所难免，请同道批评指正！

《临床经验集》一书是由我的儿子重庆市中医研究所主治医师龚宗仪整理的，并承江西省洪都机器厂来我所进修的刘尧林医师复写成册，给了我有力的帮助，特表示谢意！

龚志贤

于重庆市中医研究所

1983年2月

编写说明

《龚志贤临床经验集》(以下简称《经验集》)的作者龚志贤，系四川省和重庆市的名老中医之一，也是全国医坛知名之士，曾任职于中央卫生部中医司及北京医院，现任重庆市中医研究所所长、研究员。龚老年逾七旬，执业中医五十载，对《素问》、《灵枢》、《伤寒论》和《金匮要略》等中医古籍素有深研，擅长外感、内伤诸疾，尤对肝肾之病，精其理法，巧施方药，经验丰富，疗效优异。龚老指导和参加的中医药治疗肾盂肾炎的专题研究，曾于 1965 年经国家科委评审登记，列为医药卫生重大科研成果；龚老近年的临床经验《几种慢性炎症性疾患的证治要点》一文，1981 年在《中华内科杂志》发表后不久，于 1982 年 6 月即由日本神户、札幌、名古屋三家中医研究会翻译收集，刊于他们的《中医临床讲座》(卷一)，在日广为传播。

《经验集》系龚老近二十年在我所从事中医临床研究学术心得和独特经验之总汇。该集内容较为丰富，既有中医诊法、治则、辨证等理论的专题阐述，又有龚老个人临床之专长经验，还有简便有效验方的临床介绍。不论专题论述，还是临床经验介绍，均系理论联系实际，切合实用。故全书立论有据，独具见解，经验丰富，文笔简洁，通俗易懂，不失为对中医临床证治有益的参考书籍。

重庆市中医研究所

1983 年 3 月

目录

论　述

四诊概要

要对病人的病情作出比较正确的诊断，首先就要对疾病的发生、发展、以及治疗经过有一个认识过程。这个认识过程是医生通过自己的口、眼、耳、鼻、手，去诊察病情，也就是我们通常所说的望、闻、问、切，中医称之为“四诊”。

“四诊”应从病人的客观实际情况出发，通过对病人身体病变的各种现象进行调查，找出病变的本质，才能作出正确的诊断，决定治疗原则，再通过临床实践，检验疗效。一个复杂的病情，往往要通过实践、认识、再实践、再认识，不断总结提高，才能找出病人的主要病因和病证，然后运用中医的理法去进行归纳分析，辨证施治，这样才有可能取得较好的疗效。

一、望诊

什么叫望诊？汉代名医张仲景在《伤寒论》一书原序中说“余每览越人入虢之诊，望齐侯之色，未尝不慨然叹其才秀也。”越人指的是战国时期名医扁鹊，入虢之诊，望齐侯之色，指的是扁鹊给虢国的太子和齐国侯王诊病，都是着重看了面部的神色。张仲景又说：“明堂阙庭，尽不见察，所谓窥管而已。”明堂，指的是鼻；阙，指的是眉间；庭，指的是颜面（见《灵枢·五色》篇）。颜面的颜色要润泽，“赤欲如白裹朱，不欲如赭；白欲如鹅羽，不欲如盐；青欲如苍璧之泽，不欲如蓝；黄欲如罗裹雄黄，不欲如黄土；黑欲如重漆色，不欲如地苍。”（见《素问·脉要精微论》）就是说五脏六腑没有疾病，面部的颜色就表现润泽，有病就表现晦涩。

表证，除面部发现赤色以外，没有其他颜色表现出来。里证，必须着重望面部的气色。所以先要辨清一年四季的正色（无病的颜色），即春天色青，夏天色红，秋天色白，冬天色黑，长夏色黄，颜色润泽而不晦滞，便是常人之色。而患病之人，依病的部位、轻重，以及寒、热、虚、实，在面部都会有所表现。故《灵枢·五色》篇曰："青黑为痛，黄赤为热，白为寒。"在《金匮要略》中有一段关于气色的论述，是值得我们研究的。他说："问曰：病人有气色见于面部，愿闻其说。师曰：鼻头色青，腹中痛，苦冷者死；鼻头色微黑者，有水气；色黄者，胸上有寒；色白者，亡血也；设微赤非时者死……又色青为痛，色黑为劳，色赤为风，色黄者便难，色鲜明者有留饮。"所谓气色，乃五脏六腑的精华，藏于内为气，现于外为色。有病之人面上气色如何？以望鼻部作例子。鼻头色青的为寒凝气滞，主腹中痛，如再加上怕冷，那病就更重了，若治疗不及时，可能致死；如果鼻头出现微黑色为内有水气的反映；鼻头色黄是胸中有寒邪的反映；鼻头色白为失血的反映；假使赤色不见于春夏，反见于秋冬，是不该见的时候，所谓"非其时色脉"主重病；如治疗不当也可能致死。还有肺痨病往往两颊泛红如桃花色，肝硬化晚期和肺痨晚期均可出现面色黧黑等等。因此，医生必须注意察颜观色，以助诊断。

面部望诊，不仅要看病人面色的变化，更重要的在于观察面部的神气如何。《素问·移精变气论》曰："得神者昌，失神者亡。"清·陈士铎曰："色暗而神存，虽重病亦生；色明而神夺，虽无病亦死。"清·喻嘉言《医门法律·望色论》云："察色之妙，全在察神，血以养气，气以养神"。神乃人体生命活动现象之总称，故察神可定疾病之轻重、判病变之吉凶，这是古人在长期临床实践中得来的宝贵经验。

望诊不仅要看病人面部之神色，而且还应观察全身皮肤颜色的变化。例如天行黄疸，病人不仅巩膜黄染，而且全身皮肤也是发黄的。黄疸又有阳黄阴黄之分，若湿从火化，熏蒸遏郁，肝胆气机失于条达，则身目俱黄，其黄如橘子色者，称之为阳黄；若湿从寒化，皮肤色如熏黄，其色晦暗，称为阴黄。还有久病脾虚之人，其皮肤色黄而浮肿的为血虚之故也（目睛不黄）。皮肤之望诊除注意皮色的异常变化以外，还应着重观察其有无水肿。水肿亦有阴水、阳水之分：凡起病急，头面肿甚，其肿由上向下发展，并口渴，尿赤，脉数的多为阳水肿；病程较长，下肢肿甚，其肿由下往上发展，并口淡不渴，大便溏稀，脉沉迟细弱的多为阴水肿。还有斑疹、痱疹、白痦、痈疽、疔疖、紫癜等，皆属皮肤望诊的范畴，紫癜多为脾不统血之证，斑疹多系血热迫血外溢之证。

望二便：大便要察形观色，黄净而干湿适中成形者为正常；色黄形如糜状是肠中有热；大便泻下如水状，其中挟有未消化的食物（完谷不化）是脾肾虚寒；肠鸣而泻，稀粪或如清水，兼有风泡泡的是风泻；便燥结难行者为肠胃有热或肠胃津液不足的表现。肠胃热结者多属阳明腑实，必兼有口干渴，脉弦数，舌苔黄黑而燥，甚则起芒刺等症状。若系津液不足的便秘者，必兼皮肤干燥，唇红，舌赤少津，脉细弦数等，老人及妇人产后便秘者多属此类。大便下血应察血之颜色及血与便之先后，见血黑如漆，混与便行者，为远血，或称“脏毒下血”；先血后便或便后鲜血点滴而下者为近血，多系肠风下血。

察小便：以尿清长为正常。若尿清长且量特多的多为中气不足；若排尿不净（禁）或尿后滴沥，且夜尿频繁的多为肾气虚衰，常见于老人；尿色黄者多为膀胱湿热；尿频、尿急、尿痛的多为淋证。尿如脂膏的是膏淋；尿中挟有砂石的是石淋；尿频、涩痛甚至尿血的是血淋；男子尿后流白物者多系白浊；尿如米泔者多为下焦湿热；少腹胀满，小便点滴难行者多为癃闭；纯尿血者多为热在下焦，或心热下移小肠等等。

查痰之颜色和稀稠度：以稠而浊的为痰，稀而清的为饮。色白多泡沫的为风痰，多系风寒束肺之疾；咯痰稠黏，呈黄绿色的为热痰，多系热邪迫肺之症；咯痰色白质稠，且兼风泡沫的为湿痰，多系脾湿上泛之痰饮证。

望舌：除望面部、皮肤、大小便、痰的颜色和形态外，还需诊察舌质和舌苔，也是望诊极为重要的环节。尤以六淫为病，舌质与舌苔的变化更为明显。舌质红赤为热为实，舌质淡嫩为寒为虚，舌质青紫为有瘀血，舌红光绛无津为阴虚有热，舌质淡嫩多津为阳虚有寒。舌苔白薄滑润为寒，白腻多津为寒湿，白垢如豆渣者往往有宿食积滞，白苔燥热兼有汗多口渴为肺胃气分实热，舌苔黄腻为有湿热，黄燥兼有大便秘结为肠胃实热，阳明腑证往往出现黄黑燥苔甚则出现芒刺，黄苔润滑多津为下焦有水湿的反映。舌苔黑燥为热为实，黑润为寒为虚，此足少阴肾经病变的现象。舌色发蓝是气血两亏的重证，多在危重病时出现；舌色蓝有苔的为胃气尚存；舌色蓝而光亮如镜面的为胃气已败，预后多不良。舌质呈灰色或舌苔出现灰黯，往往是阴寒里证；外感挟阴证也可见灰苔，是阴寒在内，虽有热象，仍为阴寒。但若舌苔灰黑干燥而不润者，是热伤阴液或阴虚内热，不可一概认为是内寒证。总之，舌苔除集中反映肠胃病变外，表里寒热虚实阴阳，在苔质上也有所反映。表病初期往往不现于舌苔，也有里病不现于舌苔的，这点当医生的应当注意。

二、闻诊

闻诊包括听声音和嗅气味两个方面，前者是听病人的语言、呼吸、咳嗽等；后者是嗅病人的口气、汗液、大小便及妇人带下等排泄物的气味，以辨别其寒热虚实。

识别声音：应辨明五脏正常的声音与病变的声音。声音发于五脏。声音贵长，长则五脏之气旺盛；声音忌短，短则五脏之气不足。声音贵明，明则神足；声音忌低，低则神不足。声音贵壮，壮则精足；声音忌细，细则精不足。声噪为阳有余、阴不足；语迟为阴有余、阳不足。声音明朗为气盛，清秀为血盛；明朗清秀为气血皆盛，此健康无病之声也。声出如在瓮中，乃湿蕴于内的表现；语声急促，乃气盛血衰的表现。言微断续是夺气，语声啾细是夺血。声如裂帛者是火刑于肺；声如破竹是肝气乘肺之象，因金损不鸣，故声若破竹。言谈先高后低是中气不足；发音有头无尾是肾气大衰。语无伦次是心阳已衰之象；语声寂寂是病在肝肾之象。声音中带有悲伤之感是心肺皆损之象；语句不能接续是肺肾两衰之象；语声重复是神志大虚之象。病重忽见声高，乃元阳上越欲脱的危象；久病突然声哑，乃三阳之气将竭的危象。病见声高气粗为阳气盛，声小息微是正气衰，语声呢喃是精气被夺，声音战栗是邪正相争。细语书空，阴癫失志；高歌妄笑，必为阳狂。阴虚阳亢者，声高而音短；阳气不足者，声低而细微。暮则谵语为热入血室；狂呼妄语为邪入心包；妄言骂詈，乃脾胃阳气过盛。鼻内呻吟是肝胆郁气已深；言语时唇吻颤动是肝风内扰、阳明络脉虚损的现象。发音时耳有应声是水不涵木、肝胆气逆的现象。言谈时牵痛胸膺是膻中气机不畅的现象。发音时头额胀痛是厥阴上干阳明的现象；发音时舌强不明是手少阴心经气机失调的现象；发音时巅顶作痛是足厥阴肝经之气上逆的现象。病已深沉，音浊而哕。脉弦绝者，声败且嗄，嗖嗖连声，出自胃口；格格上逆，病在膈间。呼吸短促有力，气粗声高多见于急性热病，属实证；呼吸微弱、气短声低，每见于慢性寒病，属虚证。呼吸急促，甚至张口抬肩者为喘；呼吸急促，喉间有哮鸣声音为哮。暴咳而声嘶为肺实，久咳声哑为肺虚。咳嗽痰黏稠难出者多为肺热，咳嗽痰稀而多者为痰饮；咳嗽阵作，咳声连续，面红耳赤，痰少而黏稠者为顿咳，或曰鹭鸶咳（百日咳）。

辨口气：口出气较热，臭味难闻者为热证实证；口淡，出气无臭味者为寒证虚证。口出气带腐秽或酸臭，并兼脘腹胀痛或呃逆、恶心呕吐等证者为宿食停滞。

嗅汗气：汗出酸臭者属温热病；汗出臭秽者属瘟疫病；汗出如尿臭者，并见皮肤发痒，小便量少，肢体浮肿，要考虑为阴水肿（尿毒症）；汗多，身上发现尸臭气，并昏迷不知人事者，往往为湿热重证之危象；出冷汗者多属寒证虚证。

医生对病人解的大小便不要怕脏怕臭，一定要看看闻闻，对辨别寒热虚实是有帮助的。如大便有酸臭气，兼脘腹胀痛，胃纳欠佳，噫气矢气为胃肠积滞；如大便腥臭，带有黏液的是脾肾阴虚之泄泻（肠炎）；若还带有脓血，里急后重的是痢疾，属热证实证；如大便稀溏而腥是肠胃虚寒；如大便完谷不化，无腥臭气是脾肾大虚大寒之证；如矢气奇臭是内有积食等等。至于小便色黄量少臊臭为热证实证；如小便臊臭混浊为膀胱湿热；如小便次数多，量也多，不黄不臭者为命门火衰不能温化水湿之证；如小便清长，微有尿臭气为正常的现象。

妇人带下又称白带。白带色黄黏稠有臭气的为湿热下注；白带稀薄的为下焦寒湿；白带量多且有恶臭者，常见于崩漏（癌肿）。

三、问诊

问诊是了解病人的自觉症状，疾病的发生、发展和治疗情况，它是“四诊”中极为重要的环节。

问诊要掌握主次，有的放矢，要启发病人说话，首先要抓住病人自觉最痛苦的症状，然后围绕其主要症状深入询问，对病人的既往史、生活习惯、饮食爱好、家族史等，也要了解，以供辨证时参考。

历代医家将问诊的要点归纳成十问歌，即“一问寒热二问汗，三问头身四问便，五问饮食六问胸，七聋八渴及睡眠，九问旧病十问因，再兼服药参机变，妇女须问经带产，小儿痘疹是否见”。

总之，医生问病要详尽仔细，切不可疏忽大意。例如头痛一证，要问明痛在何处？如痛在额部则为阳明经头痛，两侧头痛为少阳经头痛，巅顶头痛为厥阴经头痛，后脑连接项背疼痛为太阳经头痛，这是根据经络循行的部位进行辨证的。“头为诸阳之会”，许多疾病都能引起头痛。如头痛时发热怕冷多属外感头痛；头时痛时止、眩晕多属内伤头痛；一侧头痛多属内风或血虚；头部受伤后经常出现疼痛多属瘀滞。白天头痛，疲劳时加重多属阳虚；午后头痛多属阴虚；头疼眩晕，目赤口苦多属肝胆火盛；头闷痛重胀如裹多属湿邪上犯等等。

又如病人发热怕冷多属外感表证。医生必须问明是发热多，还是怕冷多。若是发热多，汗出，脉浮数者多属风热表证；若是寒热往来，兼有口苦咽干，欲呕，头晕目眩，脉弦者多属半表半里证。若午后潮热，五心烦热者多属阴虚之证；若是怕冷而不发热，舌淡苔滑，大便稀溏，小便清长者多属久病阳虚之证等等。

又如病人喜欢，医生必须问明喜冷饮还是喜热饮，饮水多还是饮水少。若大渴大饮，且喜冷饮，汗多，脉洪大者多属肺胃气分燥热之证；若喜热饮，饮量不多，兼见脉微，苔滑，纳呆食少者多属里寒之证等等。

以上例子说明询问病人的病情，一定要抓住主证和兼证，对症下药，才能取得较好之疗效。

四、切诊

切诊包括诊脉和按诊两个部分。诊脉，分寸口、人迎、趺阳三个部位。人迎脉在颈部动脉处，趺阳脉在足背动脉处，寸口脉是太阴肺经之脉，在腕部桡动脉搏动处，乃脉之大会，故诊脉以寸口为主。《素问·经脉别论》云：“食气入胃……经气归于肺……腑精神明，留于四脏，气归于权衡，权衡以平，气口成寸，以决死生”，故手太阴之脉为五脏六腑脉气之大会。今之切诊“独取寸口”原因就在于此。

三部九候的说明：常用诊脉法，分为三部九候。三部是：

一曰寸部，二曰关部，三曰尺部。具体来说，桡骨茎突为关部，关前一指为寸部，关后一指为尺部。九候是：寸、关、尺三部皆有浮、中、沉三个候法，三三得九，故曰九候。端正病人手腕，与胸平直，然后聚精会神，用手二、三、四指端触病人脉搏名曰候。开始轻按以候浮脉，继则稍稍重按以候中取脉，再重按在筋骨之间以候沉脉。浮为阳病阳脉，沉为阴病阴脉，不浮不沉为中取和平之脉。这是辨别表里、寒热、虚实、阴阳的诊脉法。左寸脉以候心与小肠，左关脉以候肝与胆，左尺脉以候肾与膀胱；右寸脉以候肺与大肠，右关脉以候脾与胃，右尺脉以候命门与三焦。这是以五脏六腑辨证的诊脉法。上以候上，中以候中，下以候下，就是说寸脉候上焦（膈至胸为上焦）的疾病，关脉候中焦（脐至膈为中焦）的疾病，尺脉候下焦（脐以下腹腔为下焦）的疾病，这是以三焦辨证的诊脉法 。

脉的数目，各家描述不尽相同。从历代脉象记载来看，有代表性的是《内经》、《伤寒论》、晋·王叔和的《脉经》、明·李明珍的《濒湖脉学》、清·周学霆的《三指禅》等论著，有21、23、24、27 脉之分；目前常用的是李士材的 28 脉，虽较繁冗，然而逐部言病，也大费苦心，初学者不可少也。还有“十怪脉”，亦为病情危重时所常见。现将 28 脉和十怪脉名列于后，详细论述见于现代中医学基础理论各书，这里就不赘述了。

28 脉的脉象：①浮脉：脉浮在表，轻按即得。②沉脉：脉沉重手按至筋骨乃得。③迟脉：脉跳较慢，一息三至。④数脉：脉跳较快，一息六至。⑤滑脉：搏动流利，如珠走盘中。⑥涩脉：脉来滞涩，极不流利。⑦虚脉：迟大而软，按之空虚。⑧实脉：浮沉皆得，长大带弦。⑨长脉：脉长超过本位。⑩短脉：脉短不足本位。⑪洪脉：浮而有力为洪。⑫微脉：浮取极细而软，沉取若有若无。⑬紧脉：数而弦急。⑭缓脉：均匀缓和，一息四至。⑮弦脉：脉直而长，如按琴弦。⑯芤脉：芤脉中空，浮而无力。⑰革脉：浮取弦急，重按中空外坚。⑱牢脉：沉而有力，实大弦长。⑲濡脉：浮而迟细，按之无力。⑳弱脉：迟而无力，按之欲绝。㉑散脉：脉浮而大，涣散不收。㉒细脉：脉细如丝，始终不绝。㉓伏脉：着骨始得。㉔动脉：数见关中为动。㉕促脉：脉数，时而一止为促。㉖结脉：脉迟，时而一止为结。㉗代脉：脉缓，时而一止，有定数。㉘疾脉，脉快，一息七至。

十怪脉的脉象：①雀啄：脉急而数，脉律不齐，止而复跳，如雀啄食之状。②屋漏：脉来极慢，很久一跳，如雨后屋漏滴水之状。③弹石：脉沉实，促而坚硬，有如用指弹石之感。④解索：脉跳忽疏忽密，脉律乱散如解索之状。⑤鱼翔：脉在皮肤，似有似无，如鱼翔之状。⑥虾游：脉如虾游水面，忽然一跳。⑦釜沸：脉浮数之极，如水之沸腾，息数俱无。⑧偃刀：脉弦细紧急，如手触刀刃，息数无准。⑨转豆：脉如豆转，来去捉摸不定。⑩麻促：脉急促凌乱，细微至甚。

十怪脉多见于临终之前。凡见此类脉象，预后均属不良。

切脉一途，总要在阴、阳二字上用功夫，要诀不出浮、沉、迟、数、有力与无力上详细研究。浮而无力为虚，浮而有力为洪，沉而无力为弱，沉而有力为实，迟而有力为滑，迟而无力为缓为涩，数而有力为紧为弦，数而无力为芤，浮迟为表虚，沉迟为里寒，浮数为表热，沉数为里热。切脉一事，明于书未必明于心，明于心未必明于手，所谓“胸中了了，指下难明”。四总脉以浮、沉、迟、数为纲，再从四脉的有力无力分出虚、实、洪、弱等十种脉象。这样以纲带目，从简到繁，先易后难的切脉方法，初学脉诊之人容易掌握。

切诊要进一步研讨，必须了解以下几个环节。

第一，呼吸与脉的关系。呼吸与阴阳、五脏六腑有关。液为阴，气为阳，互相配合；天主呼，地主吸；心肺在上主呼为阳，肝肾在下主吸为阴。有呼吸才有脉的搏动。《素问·平人气象论》曰："人一呼脉再动，一吸脉亦再动，呼吸定息脉五动，闰以太息，命曰平人。平人者不病也。"这是无病的脉象。

第二，现在我们诊脉是"独取寸口"。寸口为手太阴肺经之脉，五脏六腑之脉皆朝于肺，故诊脉以寸口为代表。

第三，阴阳脉分为三组。①手足三阴之脉为阴脉，手太阴肺脉与足太阴脾脉合，手少阴心脉与足少阴肾脉合，手厥阴心包脉与足厥阴肝脉合；手足三阳之脉为阳脉，手阳明大肠脉与足阳明胃脉合，手太阳小肠脉与足太阳膀胱脉合，手少阳三焦脉与足少阳胆脉合。三阴三阳之脉在六气中互相调节，此属三阴三阳经络脉系。②五脏为阴，六腑为阳，阴阳交合，互相调节，此属营气行脉系。③从左心走的为阴，从右心走的为阳，左为人迎，右为寸口，左手主血，右手主气，此属少阴脉系。

脉象一般反映人体的疾病与健康状况，其变化除与疾病直接有关外，还受生理条件、环境改变、气候变化等影响。因此，切脉后对所得脉象如何进行估价，与疾病关系怎样，这点很重要。

（一）生理情况下脉象的变化

1. 饭后脉较有力，酒后脉多数而有力。

2. 剧烈运动后脉多洪数。

3. 体力劳动者脉多大而有力。

4. 久经锻炼的运动员和世居高原的人，脉多迟而有力。

5. 肥胖的人脉多沉细。

6. 消瘦的人脉多浮大。

7. 妇人脉多细弱，但月经期可变洪大，妊娠期可出现滑数之脉。

8. 老年人因血管硬化，脉多变硬。

（二）气候对脉的影响

脉与气候的关系至为密切，前人早有论述。一般认为春脉弦、夏脉洪、秋脉毛（浮细）、冬脉石（沉）。这是说由于气候变化而四季中正常人的脉象各有不同，就是一天之内早晚气候的不同，脉象也因而发生变化。

（三）脉象与疾病的关系

1．兼脉：一种脉象可见于数种疾病，如弦脉既见于肝病，又见于痛证。此外，一种病也可见几种脉象，如寒证既可见迟脉，又可见紧脉。

在病理情况下，两种以上的脉，只要不是完全相反，都可组成兼脉，如浮紧、沉迟等。相反的脉如浮脉主表，沉脉主里，浮、沉二脉即不能组成兼脉。常见的兼脉有：浮数、浮紧、浮缓、浮洪、浮滑、沉迟、沉紧、沉细、沉弦、沉弱、洪数、细数、弦滑、弦紧、微弱等等。

2．脉证顺逆问题：在临床实践中，脉象既可与症状一致，也可与症状相反，二者一致时为顺，相反时为逆。如急病见浮、洪、数、实等脉为顺，说明邪气虽盛，但正气足以抗邪；久病见沉、微、细、虚等脉为顺，说明正气已衰，但邪气不盛；久病见浮、洪、数、实为逆，说明正气已衰，而邪气不退。凡脉象与病症不符，预后多不良，故为逆。

3．从症测脉与从脉测症："从症测脉"是根据患者出现的症状，预测可能出现的脉象；"从脉测症"是根据患者出现的脉象来判断有哪些症状存在的可能。例如，患者主诉两胁痛、胸脘胀闷、嗳气等症状时，切脉要估计到出现弦脉之可能，这就是"从症测脉"；又如切到洪数有力之脉，说明有实热证存在之可能，问诊时应注意到有无高热、烦渴、大汗、腹满、便秘、尿黄等实热症状，这就是"从脉测症"。

4．舍症从脉与舍脉从症：在疾病的发展过程中，经常容易出现假象，此时脉象与疾病的症状，总有一真一假，必须仔细地进行区别，以便取舍。

"舍症从脉"用于患者病情出现假象之时，此时症状表现不明显，但脉象比较典型，即可舍症从脉。例如，病人脉象浮紧或浮缓，浮为表证的表现，但症状出现大便不畅，这就必须舍症从脉，先解表邪，不可用泻下药，下之为逆。

“舍脉从症”用于症状反映疾病的本质，脉象反映疾病的假象之时。因此，在诊断治疗中依据症状为主，这就叫“舍脉从症”。例如，病人患湿热，出现舌苔厚腻微黄，大腹胀满，身体酸重困倦，大便不实，小便色黄不畅等症状，但脉象不是濡涩或弦滑，而是因脾为湿困，中焦气机升降失调，脉象出现微弱无力，这是脉虚症实。因此，在诊断治疗中应依据症状为主，必须“舍脉从症”。

总之，结合“四诊”全面考虑，以求符合实际。

（四）关于小儿的切脉问题

五岁以上渐可切脉。一般用拇指遍诊三部，分辨脉的强、弱、缓、急即可。以强为实，弱为虚，缓为正，急为邪。

小儿之脉较成人为快，一息六至为平脉，一息四至为寒，一息八九至为热。再根据脉的有力无力决定虚实，有力为实，无力为虚。

附：小儿指纹

三岁以下的小儿因切脉不准确，其皮肤嫩薄，指纹易于显现，故可用望指纹来代替切脉以判断病情。但仍应结合“四诊”进行综合分析，确定诊断和治疗原则。

1. 指纹分三关：食指近掌心的第一节为风关，第二节为气关，第三节为命关。

观察指纹时，医生以左手握患儿食指，以右手拇指沾水由命关推向气关及风关，多推几次，以便观察。

2. 指纹有颜色及形态的改变，以色泽改变的意义较大，可反映出疾病的表里、寒热、虚实。

指纹浮为病在表，沉为病在里；色红为寒，色紫为热；色淡为虚，色滞为实；色青为风，色青紫为食积；色黑则病情危重。

3. 指纹见于风关则病轻易治，至气关则病邪正盛，至命关则病重。若指纹由三关延伸到指端时名“透关射甲”，预后多不良。

辨指纹之要点是：“浮沉分表里，红紫辨寒热，淡滞定虚实，三关测轻重。”

总之，脉象除“十怪脉”为危重病象外，至多不过二十余种。而疾病的治法，或治三阴，或治三阳，或治五脏，或治六腑；病因于内者，先治其内，后治其外，病因于外者，先治其外，后治其内；病在表者汗之，病在里者下之，病在胸者吐之；病有虚有实，当补当泻；病有寒有热，当温当清；病有表有里，当汗当利。治法如此繁多，不一而足。病的类别，有风、寒、湿、燥、火、热六淫为病，有皮、肉、筋、骨、脉五体为病，或病形，或病气，或病营，或病卫，或属新病，或属痼疾，人身疾病如此之多，候病的脉象则如此之少，岂能只凭脉诊包罗万象。因此，必须用望、闻、问、切四诊综合分析，辨别诸病，用表、里、寒、热、虚、实、阴、阳八纲辨证施治。《灵枢·邪气脏腑病形》篇说：“见而知之，按而得之，问而极之……此亦本末根叶之候也……故知一则为工，知二则为神，知三则神且明矣。”这说明了“四诊合参”极为重要，绝不可截然分割。病在经、在络、在脏、在腑、在上、在下、在中、在前、在后、在左、在右、在气、在形，或癥或瘕，或虚或实，或表或里、或寒或热，或阴或阳，均有色可见，有音可闻，详询病情，参考脉象，从而作出正确诊断，辨证施治。

最后，谈谈我对“四诊”的体会：

有的病人就诊时，不提供病史，而要医生单凭脉象来谈其病情，并认为这样不了解病史，片面地根据脉象议论一番的医生“高明”。也有一些医生为了迎合病人的心理，诊病时不重视询问病情，切脉后根据自己的实践经验，对病情大肆渲染一番，把实践中得来的认识简单地归功于切脉，炫耀病情由脉中切出。这两种做法都是片面的，也是不正确的。夸大切脉，不"四诊合参"是不对的；但认为切脉不易学习，难于掌握，可有可无，也是不对的。至于五脏在寸口脉的分属问题上，虽然有左手寸关尺代表心肝肾，右手寸关尺代表肺脾命的划分，但不必过分强调。实际上如果患者不提供病史及症状，很难单凭脉象来准确地指出病在何脏何腑，正如《素问·征四失论》所说："诊病不问其始，忧患饮食之失节，起居之过度，或伤于毒。不先言此，卒持寸口，何病能中"。所以必须"四诊合参"来辨证施治，才可能减少差错。前人把切脉列于"四诊"之末，其义可见了。

历代医家对切脉积累了大量丰富的资料，但限于历史条件，有许多东西需要用现代科学进一步探讨，不断总结提高。

以"四诊合参"的诊察方法，也不能平列。《内经》云："望而知之谓之神"，切重望诊，我有不同的看法。望诊是以观察病人的颜面神色为主，要临床经验极为丰富的医生才能掌握，初学医的人"望而知之"是办不到的，即使临床经验较多的医生"望而知之"也是难以办到的。问诊是从病人的自觉症状，疾病的发生原因、发展经过和治疗情况进行了解，搜集辨证资料的重要方法，是"四诊"中的首要环节。切诊是祖国医学宝贵财富之一，前人对此有丰富的实践经验。几千年来，利用这一简单而行之有效的方法，与望、闻、问三诊密切结合，对指导临床实践也是极为重要的。脉诊是不容易掌握的，只有通过多接触常人脉与病人脉，多诊脉，多体会，不断实践，不断总结经验，提高认识，即"实践、认识、再实践、再认识"，才能达到"炉火纯青"的境界。因此，我认为"四诊"应以问诊为主，问诊务求详尽，切诊不是可有可无，而闻诊、望诊并非不重要。也就是说四诊不能平列，首先以问诊为医学入门的阶梯，然后逐步深入，务求很好应用“四诊”辨证施治，提高医疗效果。

“四诊”是中医学的一整套对疾病的检查方法，自成体系，是辨别疾病的表里、寒热、虚实、阴阳的辨证方法。每一个病都有寒热虚实。例如急性乳痈有因热毒蕴结而用“仙方活命饮”清热散结治愈的，也有因寒凝气滞而用葛根汤加味散寒治愈的。中医从整体观念出发，具有朴素的辨证思想，这是中医学精华之所在，亦是我们今天仍需努力发掘的伟大宝库。

说说学习《伤寒论》

学习《伤寒论》首先要解决一个认识问题。有人说，《伤寒论》是后汉张仲景所著，隔现在已一千七百多年，是过时而无现实意义的医书了；只有明清两代发展的温病学说，才有现实指导意义。关于伤寒与温病的问题，从寒温学说的源流来看，伤寒学说是温病学说的基础，温病学说是伤寒学说的发展，它们是一脉相承的。从寒温学说的内容来看，虽然伤寒六经和温病三焦、卫气营血的辨证论治各自有其特点，不容混淆，但它们又都属于外感病的范畴，是一类疾病中的两类证治，显然是相得益彰的。伤寒学说详于表里寒证治法而重在救阳，温病学说详于表里热证治法而重在救阴，分开来各有缺陷，合起来便成完璧。

《伤寒论》是中医的经典著作之一，古经皆有法无方，本经始有法有方，是辨证论治的光辉典范，是学习中医的基础。只有学好《内经》、《本草经》、《伤寒杂病论》和温病学，再加以积累丰富的临床经验，才算得有真才实学的第一流中医。

怎样学习《伤寒论》，各人有各人的要求和看法，不能强求一致，这里就个人的体会谈几个问题：

一、先要明确学习的目的

有人说为了熟悉六经辨证，充实基础理论；有人说为了更好掌握本论汤方，提高疗效；也有人说为了晋升考核，都属实际，所谓“学以致用”。除此以外，还要加一条更高的目的和要求，即通过《伤寒论》的学习，从中找出一些规律性的东西，为进一步提高中医的学术水平作贡献。

二、伤寒是什么病

伤寒者，顾名思义，乃伤于寒邪之谓。风为百病之长，寒之入客常假于风，故《伤寒论》以通篇所述者，皆风寒之证治也。然而《难经·五十八难》说：“伤寒有五，有中风、有伤寒、有湿温、有热病、有温病”。《素问·热论》说：“今夫热病者，皆伤寒之类也”。清代名医王孟英说：“五气感人，古人皆谓之伤寒，故仲师著论，亦以伤寒统之，而条分中风、伤寒、温病、湿、暍五者之证治”。我认为《难经》，根据《素问》热论而广其义提出伤寒有五；仲景勤求古训，博采众方，本《内》、《难》而有所发展，著述《伤寒论》是对风、寒邪气为病的辨证施治，这是狭义的伤寒，而不是泛指“伤寒有五”的广义伤寒。仲景在《伤寒论》提出温病、湿、暍之名，阐明六淫为病，多有所属。伤寒是风、寒邪气致病，温、湿、暍是热、湿、火等邪气致病。《伤寒论》虚设温病、湿、暍之名而一笔带过，而王孟英氏提出《伤寒论》为中风、伤寒、温病、湿、暍五者之证治，这一说法是值得商榷的。

三、《伤寒论》有什么实用价值

《伤寒论》包括《金匮》，总称为《伤寒杂病论》，是仲景对东汉以前中医学的总结。《伤寒论》是对外感病（包括某些感染性急性发热疾病）诊治经验的专著。是祖国医学的第一部临床医书；是中医辨证论治的基础医学。它把《内经》理论应用于临床实践，以“六经”作为外感病的辨证纲领，将“八纲”具体化；把“八法”具体应用于临床；立方严谨，用药配伍有度，为后世方剂学奠定了基础。仲景的学术思想，继承和发展了《内经》的基本理论，具有朴素的辩证观点，对祖国医学作出了承先启后的重大贡献。

但是，由于历史条件限制，它还有许多不足之处。如药物发现不多，当时一部《神农本草经》只收载药物365种，《伤寒论》113方（佚一方）所用的药物一共才82种，正是由于当时药物发现不多，因而也给仲景在临床实践中带来了一定的局限性。《伤寒论》是千载遗书，由于成书于汉末，文字深奥，条文前后交错，时有出现错简，文义不符，甚至可见明显的文字错讹。有的条文说理难通，值得可疑。对病例观察不够系统等等。对于其不足之处，我们应该用历史唯物主义的观点去对待，扬长避短，继承发扬，这正是我们这一代中医要大量做的工作 。

四、学习方法

《伤寒论》的白文和注本都是学习本论的重要而又宝贵的资料。白文（即原文）是仲景《伤寒论》的本来面貌，言简意赅。研读白文既可全面地探索原书的精神实质，又便于背诵记忆，有利于临床运用。白文的种类很多，目前通行的版本有二。一是金·成无己的注本，即《注解伤寒论》；一是宋代镌治平（1065年）本，即高保衡等的原校本，该本已佚。前者以明·嘉靖间、汪济明的刊本为善，后者原刻已不可得，现在仅存明·赵开美氏的复刻本。总之，宋金时的原刻《伤寒论》已不易见，所能见到的都是明刻本。但两者相较，成无己注解本已渗进了许多己见，又经辗转翻刻，出入更多；高校本虽是赵氏复刊，而赵氏是依照原书复制的，可能逼真于治平面目。1955年重庆市中医学会编注，重庆人民出版社出版的《新辑宋本伤寒论》，即据赵刻本经参阅有关著作进行校勘，并编列号次（398条），是学习本论原著较简单而实用的一本书。

注书，从宋金时代成无己《注解伤寒论》起，至今有数百家之多。据曹炳章的《历代伤寒书目》载有450种，汪良寄的《伤寒论书目》则有500多种。欲全部阅读这些注本，恐怕是难以办到的，因为人的精力与时间是有限的，也无必要。注家虽多，各有已见，但其编注方法不外两种：一是根据原条文注释的，如《医宗金鉴·伤寒论注》、陈修园《伤寒论浅注》等。一是将原文归类注释的可分为：①以证归类：如成无己《伤寒明理论》，沈金鳌《伤寒论纲目》；②以方归类：如柯韵伯《伤寒论注》，徐洄溪《伤寒论类方》；③以法归类：如喻嘉言《尚论篇》，尤在泾《伤寒贯珠集》。所以没有必要把每一家注本都读。但选择一些较好的具有代表性的注本帮助我们学习《伤寒论》的理论和启发思路是很必要的，也是学习的重要一环。

白文首先要熟读，前后连贯，可谓“一气呵成”。学习者必须前后照顾，不能割裂经文，断章取义。白文或前略后详，或详此略彼，或详证略方，或有方略证，所以要上下互勘，前后对比。白文由于年代古远，受历史条件限制，某些条文，难免存在一些问题。为此，就不能不区别主次，必须实事求是，阙者存疑，不强作解；其次，应该注意辨证施治的原则性和灵活性，理法方药的统一性和科学性；再次，要多分析对比，汇类归纳，联系实际，加深理解。总之，熟读白文，可以体会到仲师往往在紧要处自作解释，有的条文能使人豁然领悟，真是越读越有味，越读越感觉到引人入胜、学有所得。因此要在熟读白文上花最大功夫，不可浅尝辄止。第二是阅读注本。张石顽说：“仲景书不可以不释，不释则世久而失传；尤不可多释，多释则辞繁而易乱。”的确，伤寒注本达数百种之多，各是其说，流派辈出，莫衷一是，实足以使人纷乱。上述八部注本是较好的有一定价值的代表作，如能联系实际，深入研究，发挥独立思考，从中得到启示，对学习白文加深理解是有所帮助的。此外，近代中医高等院校编著的《伤寒论讲义》、《伤寒论译释》、《伤寒论选读》等，多数经过集体讨论，注释中肯，有的还选录了历代名医注解或病案例证，也是较好的参考资料。

小儿、妇女、老年病人诊治要诀

一、诊治小儿要诀

小儿指初生婴儿和未满十二岁的儿童而言。自古医家称小儿为“稚阳之体”，什么叫稚阳之体呢？稚是指幼稚，指小儿的阳气是幼稚的、不充足的。阳气充足，才能营卫和谐，卫外固密，这样风、寒、暑、湿、燥、热之邪才不易侵犯机体。而小儿因阳气不充，卫外不固，六淫之邪最易侵犯而发生外感疾病。还有小儿贪食，易发生饮食停滞之患。所以外感六淫和内伤饮食是小儿常见的两大疾病。

小儿很少有七情内伤之疾，这是与成人有别的。但是，小儿是“稚阳之体”，由于阳气未充，抵抗力弱，发病之后，往往容易发生传变。例如，外感发热容易发生惊风、痉挛，内伤饮食容易出现呕吐或腹泻等症，这是值得医生注意的问题。

医生以手按小儿的额部，若是应手发热的，这是外感的特征。以手按小儿手心，若是应手发热的，这是饮食停滞之象。

治疗小儿法则是“以通为用”的四字诀。例如，小儿外感风寒治以辛温解表，外感风热治以辛凉解表；小儿水食停滞治以消导，停食宜消食，停水宜利水，各有法度，不外以“通”为法；解表能通畅皮毛窍道，导滞能通畅二便。只要营卫和谐，气血通畅，表里无病，则稚阳之体生机畅旺，就会健康地成长，所以小儿之病宜通不宜补，道理就在这里。若认为小儿身体虚弱，常常吃点补气补血的药，反而会使胃纳呆滞，饮食不佳，抵抗力差，易于伤风伤寒，对健康不利。诊治小儿病，医生要根据脉证，辨证施治，绝不能主观臆断，强调千篇一律，那是会犯错误的。

小儿为“稚阳之体”，易受六淫邪气侵犯，特别是风寒、风热，是小儿外感最常见的毛病。在冬天严寒时，假如衣被单薄，护理不周，就容易外感风寒。春天气温乍冷乍热，就容易外感风寒和风热。至于受湿、中暑、伤燥，这三种外感病小儿是不多见的。兹就小儿外感最常见的风寒、风热，再进一步加以阐述。

小儿风寒，多见于天气突然变凉，失于护理，皮毛为风寒侵犯，寒重则脉象浮紧，风重则脉象浮缓，婴儿不能诊脉，按指纹浮大色红、色青为风寒。婴儿吃奶，一般舌苔白腻，惟舌质青紫为风寒之象；若是天气变热，或小儿衣着过厚，失于护理，突然肌肤为风热侵犯，脉缓舌赤苔薄白，或指纹浮紫，发热汗出，或流涕作嚏，或咳嗽声重，此外感风热之证。风寒宜辛温解表，风热宜辛凉解表，这与成人治法相同。但小儿用药宜轻剂，不宜重剂。如外感风寒，一般用苏叶 1～3 克、生姜 1～3 克，加入红糖少许煎汤，温服 3～5 次，令微汗出，表寒即解。辛温解表，如麻黄、桂枝等药也可以用，但必须慎用。小儿外感风热，一般可用荆芥穗 1～3 克、薄荷 1～3 克、连翘 3～6 克、蝉衣 1～3 克、甘草 1～3 克，煎服 2～3 次，风热已解，即不再服；风热重者，用银翘散、桑菊饮辛凉解表。小儿饮食停滞，宜用鱼腥草 10～30 克、马兰 10～30 克、鸡矢藤 15～30 克、隔山撬 10～20 克、车前草 15～30 克；此方消食利水兼顾，药性平和，不伤气血，连服多剂，亦无妨害。

附注一：小儿汗、吐、下、清、温、和等治法，与成人无异，但药的用量则应按年龄加减；两岁以下的幼孩，可照成人五分之一的剂量较为合适。小儿服药法：煎一次分 3～5 次服，服药时间宜稍促，以二小时服一次为宜。

附注二：急性传染病如麻疹、肺炎、猩红热、扁桃体炎、腮腺炎、肠胃炎、痢疾等病，小儿亦易感染。特别是蛔虫病小儿最为普遍。以上这些病另有专篇论述，这里就不赘述了。

附注三：小儿在发育时易流口水，是正常生理现象。但个别口水流得特别多的需要治疗，一般不需内服药，只要用白矾

30 克煎水洗脚，脚在白矾水中浸泡半小时，3～5 次有显效。

二、诊治妇女要诀

妇女病人其外感内伤，治法与男子是没有什么区别的。惟妇女经、带、胎、产，则为男子所没有。所以诊治妇女病人，第一要注意调经，月经时要禁吃生冷饮食，因吃生冷饮食易使经血凝滞而发生瘀血。在月经期间还要忌服发汗药、温燥药，恐亡血伤津；忌凉血药以免阻滞气血运行。

妇女病人在月经将潮之时，有的小腹疼痛剧烈，不能忍受，待经行一二日后，经血已畅，小腹疼痛渐缓渐解。若小便不利者宜当归芍药汤加味。此水血两结之证，故用活血利水之药方。

处方：当归 12 克　川芎 12 克　白芍 15 克　茯苓 12 克　泽泻 12 克　茅术 9 克（舌苔薄白者改用白术 9 克）　炒小茴 9 克　广木香 9 克　陈艾叶 6 克

若月经量多、时间较长者加茜草 12 克、乌贼骨 12 克。水煎温服，每次月经期服 3～5 剂，连续服用 3～5 个月经期，以痛经转好为度。

月经病，经水来时，断断续续，似通非通，欲止不止，拖延七八天或十多天才净，或月经一月之中来两次，少腹胀满疼痛，唇口干燥，手心发热，此因瘀血而引起的月经失调证。经来之初，少腹胀满疼痛，唇口干燥，小便不利，过一二天后，经行较畅，则少腹胀满疼痛减轻或消失，此为水血俱结之证。痛经当有蓄水蓄血的区别，若少腹满痛而小便自利，口干不渴者为蓄血证，若少腹满痛而小便不利，口渴者为蓄水证。妇女病人身体非常瘦弱，肌如鱼鳞，月经闭塞不行，多属瘀血所引起的月经不调证。除水血俱结的痛经证用上方治疗外，瘀血所致的月经失调，断断续续，久不止者，宜用胶艾四物汤加减。

处方：当归 12 克　川芎 9 克　白芍 12 克　阿胶 9 克（烊化兑服）　陈艾叶 9 克　茜草 12 克　乌贼骨 12 克

若少腹疼痛者加炒小茴 9 克，经血过多者加姜炭 6 克，大便秘结者去乌贼骨，小便不利者加通草 6 克。

若经一月再现者，可参照《金匮》土瓜根散方化裁。

处方：茜草 12 克　乌贼骨 12 克　土瓜根 12 克　泽兰 15 克　制香附 12 克　桂枝 9 克　白芍 9 克　通草 6 克(注：土瓜根产河南，现市上缺货，可以不用)。

若妇女肌如鱼鳞，经闭不通者可服大黄䗪虫丸，早晚各服 3 克，连服 1～2 个月。

若妇人年已五旬，七七之期已过，天癸当竭而反不竭，月经时有时无，时多时少，有时崩漏或带下不止者，恐血室生恶物，应请妇科医生进行检查，不能疏忽大意。若正常者宜服《金匮》温经汤。若妇人更年期，有脏躁证，容易悲伤，情绪异常者可用《金匮》甘麦大枣汤。

第二，妇女病人带下如浓涕，色黄味腥，脉弦濡，舌红苔腻，此为湿热带下，治宜清利湿热、活血调经。

处方：知母 12 克　黄芩 10 克　川芎 12 克　当归 10 克　苡仁 30 克　芡实 20 克　乌贼骨 12 克

腰痛者加桑螵蛸 12 克，月经量多者加茜草 12 克，少腹满痛者加泽兰叶 15 克、制香附 12 克，水煎 3～5 剂。

妇女病人寒湿带下白物如清涕，腰下重坠，自觉阴中冷，有瘙痒的感觉，脉弦缓，舌淡苔滑，治宜温通祛湿。

处方：石菖蒲 12 克　苡仁 30 克　茅术 9 克　川芎 10 克　蛇床子 6 克　制香附 12 克　通草 6 克　乌贼骨 12 克

水煎，服 3～5 剂。外用蛇床子 30 克煎汤冲洗阴中。

白带发病原因不一，如属宫颈糜烂或滴虫所引起的，可用苦参蛇床子煎汤冲洗阴中。

处方：苦参 60 克　蛇床子 60 克

煎汤连续冲洗，每天 1～2 次，以愈为度。

此外，还有白带如清涕，无臭气，脉细弱，短气，疲乏者，此气血两虚也，宜用八珍汤加黄耆主治。

第三，妇女妊娠不宜服药，但妊娠初期有恶阻现象，呕吐不能饮食者，可服党参12克、白术（炒）12克、干姜6克、茯苓12克、法半夏12克、黄连3克，甘草3克，2～3剂，往往获效。呕吐止后，不再服药，宜饮食调养。妊娠至三四个月，就不会再发生恶阻了。

妊娠中期以后，下肢浮肿者，可服活血利水药数剂，药方可用《金匮》妇人妊娠篇当归芍药散方。

处方：当归12克　川芎12克　白芍15克　茯苓15克　白术（炒）9克　泽泻12克

妊娠中期后，忌甜食及甜味药物，过食甘甜能使脾湿过盛，阻滞气血流通不畅，甜味补脾；脾主肌肉，能使胎儿肥胖，将不利于生产。

第四，妇人新产，气血津液均感空虚，最易发生郁冒、汗多、大便难等症状。治疗以和解为第一要诀。但体壮实之人，汗、吐、下三法亦在所不忌。

新产妇人有外感，恶寒发热，头昏痛，汗出，食欲不振，恶露未尽，少腹疼痛，脉弦细或孔或革，舌苔白腻，治宜和解，用小柴胡汤加味。

处方：柴胡12克　黄芩9克　南沙参15克　法半夏9克　炙甘草6克　红枣12克　生姜10克　当归9克　川芎12克　桃仁12克　陈艾叶6克　益母草15克

水煎服2～3剂，有效再服2～3剂。

第五，妇人小产，其调理与正产同，应根据不同情况辨证施治。比如小产后易外感，治宜和解；如少腹疼痛，恶露不尽，治疗除用和解，还须加祛瘀活血药；用祛瘀活血药恶露仍不止者，必须考虑子宫是否留有异物，异物不去，恶露难止，应请妇产科诊治。

第六，妇女病人情志方面的疾病较男子为多，即喜怒哀乐爱恶欲等七情失调，内伤脏腑，使营卫气血受到一定影响，出现脘胁胀痛，嗳气矢气，饮食、睡眠欠佳等症。治疗一般以舒肝郁、调脾胃、理气活血为主，常用逍遥散、小柴胡汤、越鞠丸、柴胡龙牡汤、甘麦大枣汤等方酌情加减，可以收到一定的疗效。但七情所伤，必须做思想工作，使病人心情愉快，才能收到应有的疗效，不能只靠药物单方面治疗。

三、诊治老人要诀

人入老境，脏腑功能减退。心气衰，神思不健；肝肾亏，目不明，耳失聪，毛发脱，牙齿落；脾胃弱，水谷精微化生不足，故以阴阳两虚，气血不足之证为多见。治疗上应“以补为用”，患外感、内伤，皆应以固正除邪为主，不宜过汗、过吐、过下。总之，以存津液为原则，勿伤正气。

“查舌按脉，先别阴阳。”如何辨别老人病之阳虚与阴虚呢？

大凡阳虚者阴必盛，外虽现一切火症，近似实火，但阳虚之人必面色唇口青白无华，目瞑倦卧，声低息短，少气懒言，身重畏寒，口吐清水，饮食无味，舌苔灰滑或黑润、或紫白色、或淡黄润滑，满口津液，不思水饮，即饮亦喜热汤，二便自利，自汗肢冷，爪甲青紫，腹痛囊缩，脉象浮空，细微无力。种种病形，皆是阳虚的真面目，治当扶阳抑阴。

大凡阴虚之人，阳气自然必盛。阴虚者必面目唇口红色，精神不倦，张目不眠，声高响亮，口臭气粗，身轻恶热，二便不利，口渴饮冷，烦躁谵语，或潮热盗汗，干咳无痰，饮水不休，舌苔干黄或黑黄，全无津液，芒刺满口，六脉长大有力。种种病形，皆是阴虚的真面目，用药即当益阴以配阳。

老年病人以照顾先天肾阳虚、肾阴虚为治本之道，偏于肾阳虚的治疗重点应放在扶阳抑阴上，药方以四逆汤为主。处方：制附片、干姜，炙甘草，宜加肉桂。用附片扶肾阳，干姜温脾阳，肉桂通心阳，炙甘草调和诸药且益中土。药味虽少，对扶阳抑阴疗效甚宏，不能轻视。偏于肾阴虚的治疗重点应放在益阴配阳上，药方以六味地黄汤为主。处方：生地黄、山萸肉、丹皮、山药、茯苓、泽泻。阴虚火旺者加知母、黄柏。老年肾虚病，临床上又往往以阴阳两虚证为多见，论证时不能强调一面，忽视全面。若肾阴肾阳两虚的，以扶阳滋阴兼畸并顾为宜，药方宜桂附地黄汤。处方：肉桂、制附片、生地黄、山萸肉、丹皮、山药、茯苓、泽泻。

治疗阴虚、阳虚、阴阳两虚之证，还可选用左归饮、右归饮、三才封髓丹、潜阳丹等方。

由于先天肾阴肾阳两虚，可引起后天脾胃失调，消化不良。肾虚补肾，脾虚补脾，惟胃气调和者相宜。若胃气不和，则滋补肾阴徒令凝滞胃脘，温补脾阳反致劫燥胃阴，饮食日减，虚何由而复。胃为水谷之海，五脏六腑之大原。若五脏无论何脏虚而关于胃者，必从胃治，胃气有权，脏虚皆可弥补，故胃之关系于一身最为重要，“有胃气则生，无胃气则亡”。老年病人尤其如此。

老人病后，忽流清涕不止，喷嚏不休，服一切外感解散之药不应，而反甚者何故也？除非外感之寒邪，乃先天真阳之气不足于上，而不能统摄在上之津液所致。外感之清涕、喷嚏，则必现发热、头疼、身痛、畏寒、鼻塞等症。故治老人病后之清涕、喷嚏，宜大补先天阳气，药方用大剂四逆汤，阳回精关固，清涕可止。

大便不畅，或秘结，或脱肛，为老年人之常见病。此多缘于气血不足，血枯肠燥，或中气下陷，或兼有肾阳虚，故治疗时以补中益气为主，肾阳虚者加肉苁蓉之类。不宜用攻下之药 。

小便清长，次数频多，大便不实、或溏泻、或五更泄，多为脾肾阳虚、命门火衰之证，治宜扶肾阳，温命门为主。

老年人因脏腑功能衰减，必须慎起居、节饮食、清心寡欲、严戒烟酒，避邪气，善自调摄，同时坚持体育锻炼，方能延年益寿。

几种慢性炎症性疾患的证治要点

慢性炎症由于正气耗损，邪气留连，病情缠绵，每呈现正虚邪实、寒热夹杂、气血失调等错综复杂的证象，与一般急性炎症较有规律性的临床表现不同。所以，治疗较为困难。临证时，应根据四诊所见，结合疾病所累及脏腑的生理病理特点进行辨证；在立方遣药上，要注意调整其阴阳的偏盛偏衰，方可收到较好的治疗效果。现结合个人临床实践，就常见的慢性支气管炎、慢性肾盂肾炎、慢性肝炎和慢性菌痢等的辨证治疗要点，简述如下：

一、见痰先辨痰，治痰之所由生，为治疗慢性支气管炎的要领

慢性支气管炎以反复、持续咳喘为特征。肺主气，司呼吸，其气以下行为顺，清肃宣降为常。故咳嗽、气喘的呼吸异常证象为病在肺。从临床所见，本病罹患者多系老年，体质差、病程长，随着病情的发展，每由肺而波及其他脏器，一般是由肺而脾以极于肾。因此，本病本质上属内伤虚证，病在肺，又不止于肺。认识这一点很重要，一方面可开阔治疗思路，不只在“肺”上打圈圈，同时又可跳出“炎症”的框框，避免专事清热消炎，从而更好地发挥中医辨证论治的作用。

本病的另一主要症候为咯痰。咯痰是慢性支气管炎的病理生理反应，也是病情加重或减轻的一个重要标志。临床上常见随着痰量的减少和消失，咳喘亦得以好转和缓解。因此，对痰的辨证和治疗在本病中占有特殊位置。痰是人体阴阳失调的病理产物，又是“从外知内”、“见标识本”，据以辨证的重要客观依据。其产生机理，与肺、脾、肾三脏功能紊乱有关。内因

如肺失通调、脾失健运、肾水上泛，外因如六淫寒热之邪犯肺等等，皆可使水液输化失常，聚而为痰。慢性支气管炎的痰大体可分为寒痰、湿痰、热痰、燥痰四种，一般可从量的多少，质的清浊，色的黄白，咯出易否等辨别。前人从实践中总结的："沫清是寒痰"，"多而易出是湿痰"，"稠浊是热痰"，"少而黏稠，不易咯出是燥痰"，可供参考。当然还要结合脉象、舌象和其他症状综合辨证。祛痰药物中，各有所宜者。如苏子、白芥子宜于寒痰，半夏、南星宜于湿痰，瓜蒌、竹茹宜于热痰，川贝母、沙参宜于燥痰。但更重要的，不是见痰治痰，而是治痰之所由生，这是中医治病必求其本的根本原则。寒痰因于阳虚，当温化，即"病痰饮者，当以温药和之"。肺脾阳虚者，宜苓甘五味姜辛夏仁汤（茯苓、甘草、五味、干姜、细辛、半夏、杏仁）；脾阳不运者，宜理中二陈汤（党参、干姜、白术、茯苓、半夏、陈皮、甘草）；肾阳亦虚者，宜加减真武汤（附子、白术、白芍、干姜、五味、细辛、法夏、甘草）。湿痰当燥之，宜二术二陈汤（白术、苍术、陈皮、半夏、茯苓、甘草）。热痰当清化，宜清金化痰汤（黄芩、山栀、桔梗、麦冬、桑皮、贝母、知母、瓜蒌仁、橘红、茯苓、甘草）。燥痰当润之，宜养阴清肺汤（玄参、麦门冬、生地黄、白芍药、贝母、牡丹皮、薄荷、甘草）。临床所见，本病以寒痰较多，热痰见于继发感染者。

由肺而脾至肾，表示病情渐次加重，因此，病已累及肾脏的肾虚病人，治疗较病在肺脾者困难。我在临床上，对肾阳虚者，重用附子等温阳药，自拟扶肾蠲饮汤（制附片 30 克、干姜 12 克、桂枝 12 克、半夏 12 克、细辛 6 克、炙甘草 9 克），用于畏寒怯冷、咳喘动则尤剧，咯白泡痰，量多易出、舌淡苔白滑、脉弦尺弱者有效。曾治老年男性于某某，患慢性支气管炎 20 余年，在天气骤然变化时最易犯病，近几年来病情加重，严冬寒冷季节尤剧。泡沫痰多，咳喘动则更甚，不能平卧，畏寒怯冷，自汗恶风，腰膝痠软，食少便溏，目下微肿，面浮少华，脉弦数而无力，尺候不足，舌质淡嫩，苔淡黄滑润多津。此次发病半月余，体温低热，持续不退。辨为肾阳虚衰，饮邪内伏，予扶阳蠲饮汤一剂，初服未见口渴心烦等热象反应，乃将附子加为60克，以增强温肾扶阳之力。药后痰量减少，胃纳渐增。服至7剂，体温正常，咳喘大为减轻，精神转佳。继以小剂右归饮调理。老年性寒饮多因肾阳不足，治宜温肾扶阳，服此方见效者不少。但需特别注意的是，附子有大毒，要先煎透熟，服之不麻口为度。肾阴亏损，水泛为痰，咳喘气促，痰多味咸，舌红或紫，舌上少苔者，则非扶阳蠲饮汤所宜，当用金水六君煎（熟地黄、当归、陈皮、半夏、茯苓、甘草）。此证肾阴不足是本，痰为标，故熟地要重用至30克左右，余药为其四、五分之一即可。否则，本末倒置，效必不著。

肺合皮毛。本病患者肺气受损，卫外功能减弱，故极易感冒。感冒又常导致急性发作，促使病情加重。在治疗上，要遵循“急则治标（肺）”的原则。由于病人多阳虚之体，饮邪内伏，一旦受邪所侵，内外相引，每从寒化，发为表寒里饮之证。这是感冒的一个特殊类型，在慢性支气管炎患者相当常见。我常用小青龙汤（麻黄、桂枝、白芍药、干姜、细辛、五味子、半夏、甘草）。方中麻、桂、芍、草解散风寒，调和营卫，姜、辛、味、夏温肺蠲饮，止咳平喘；有郁热者，加石膏。审证得当，疗效颇佳。如一老年男性病员，患慢性支气管炎30余年，受凉辄发。症见恶寒、身痛、无汗，清涕鼻阻，咳喘泡沫痰多，体温39℃，但自觉不发热，也无口渴、苔黄舌红、溲黄便结等“热”象，予小青龙汤，一剂热退，二剂感冒即愈，咳喘亦减。若病人以喘为主，喉间痰鸣者，可用射干麻黄汤（射干、麻黄、生姜、细辛、大枣、五味子、半夏、紫菀、款冬花）。表寒肺热，痰黄白夹杂者，用定喘汤（麻黄、杏仁、白果仁、苏子、半夏、款冬花、黄芩、桑白皮、甘草）。肺热甚者，用麻杏甘石汤（麻黄、杏仁、生石膏、甘草）。

经以上治疗，病情缓解后，要注意锻炼，增强体质，坚持做一些力能胜任的保健操，如太极拳、呼吸操之类。要严防感冒。药物治疗重在扶正培本，视何脏虚损而予以相应调补。设肺虚卫气不固易感冒者，用玉屏风散。脾虚消化力弱者，用香砂六君子汤。肾虚动则气喘者，酌情选用金匮肾气丸、麦味地黄丸、左归丸、右归丸之类加减，剂量宜小，贵在坚持，不可操之过急。

二、慢性肾盂肾炎以益气养阴滋肾为主，兼清湿热

根据肾盂肾炎的尿频、尿急、尿痛等尿路激惹症状，此病属中医淋症范畴。淋症的病因病机，《金匮要略》认为“热在下焦”，《诸病源候论》责之“肾虚而膀胱（湿）热”。即病位在肾与膀胱，病因病机为肾虚、膀胱湿热。我在临床实践中体会到，急、慢性肾盂肾炎的治疗有着原则的不同。急性期以膀胱湿热为突出表现，要在祛邪，祛邪即所以扶正。临床上常用的柴苓汤（柴胡、黄芩、半夏、茯苓、猪苓、泽泻、滑石、甘草）、八正散（木通、瞿麦、萹蓄、车前子、滑石、栀子仁、大黄、甘草）、小蓟饮子（小蓟、藕节、蒲黄、木通、滑石、栀子仁、生地、当归、淡竹叶、甘草）等方剂，具体适应证虽有所差异，但利尿通淋，清热除湿的法则则一。慢性者由于病情迁延，或反复感染，加之较长期用苦寒清利之品，正虚之象较著，不宜用上述方药治疗，否则，反损正气，于病无益。

从观察所见，慢性肾盂肾炎由病灶局部所致的尿路激惹症状等湿热证象多不明显，主要表现为肾虚、气阴不足等正气受损的全身阴阳失调。因此，治疗重在扶持正气，调理阴阳。肾阴虚而湿热残留者（腰痛较著，五心烦热，尿频、尿意不尽，脉细或数，舌红苔少），宜滋养肾阴，佐以清热，用知柏地黄汤（知母、黄柏、生地黄、山茱萸、山药、泽泻、牡丹皮、茯苓）。肾气不足者（腰痛绵绵，尿频色清，余沥不尽，脉沉细，苔薄白），宜补益肾气，用菟丝子汤（菟丝子、枸杞、山药、莲子、茯苓）。气阴不足湿热未尽者（腰痠胀，小便滞涩，尿意不尽，小腹微胀，同时伴有较明显的倦怠乏力，少气懒言，苔薄黄，脉虚细或细弦），宜益气养阴，兼以清利，用清心莲子饮（党参、黄芪、石莲肉、麦门冬、地骨皮、茯苓、柴胡、车前子、黄芩、甘草）。

清心莲子饮载于《和剂局方》等书，原治"上盛下虚，心火上炎"诸证。我借用以治疗慢性肾盂肾炎的某些证型，疗效颇佳。从方药组成来看，本方以益气养阴为主，清心利小便为辅。非仅益气养阴以扶正，且可清心利小便以治淋。因心合小肠，小肠移热于膀胱，亦为淋症病机之一。朱丹溪治淋强调"调平心火"，谓"心合小肠，心清则小便利"。此论确属经验之谈，也是对淋症病机、治则的发展和补充。本方证临床所见较多，若辨证有困难者，不妨先试投本方。切勿囿于肾虚、膀胱湿热及淋症忌补之说，而置本方于不用。有一中年女性，患肾盂肾炎数年，因用多种抗菌药物治疗无效，又呈急性发作而来就诊。初用柴苓汤、五淋散（当归、白芍药、栀子仁、茯苓、甘草）等清利之剂，尿路症状缓解。仍觉腰痛绵绵，乏力倦怠，心悸短气，不耐劳累，心烦不寐，舌尖红，苔薄白，脉细小数，又按肾阴亏损辨治，予知柏地黄汤、保阴煎（生地黄、熟地黄、天门冬、麦门冬、玉竹、鳖甲、龟板、龙眼肉、牛膝、茯苓、山药）之类近两个月，除腰痛稍减外，余证依然，且持续高菌尿。乃改用清心莲子饮，以车前草代车前仁，加银花藤，十余日后，在症状日渐好转的同时，尿菌计数下降，终至菌尿消失而获痊愈。

值得注意的是，尽管慢性肾盂肾炎无明显的尿路激惹症状等湿热表现，但由于尿菌未转阴，湿热蕴于下焦，在某种诱因的作用下，又可再次呈现急性发作。因此，在扶正调理阴阳的同时，必须佐以解毒清利之品。在辨证运用上列方剂时，应选加车前草、银花藤、葎草、黄芩、柴胡之类药2～3味。

总起来说，治疗慢性肾盂肾炎应以益气养阴滋肾为主，既重视整体的调整，又重视菌毒之为患，兼用清利之品以去湿热。若单用大剂解毒杀菌之药攻伐，不拘辨证，进行治疗，结果并不满意。反之，只从脉证，而忽视菌毒之清解，疗效亦不尽满意。若在辨证确切的基础上，加用清利之品，则收效较快，症状消失，菌尿转阴。此外，在菌尿转阴后，为了巩固疗效，还应守方一段时间，方可收到病证两愈的预期效果。

三、慢性肝炎宜遵“肝病实脾”的原则

急性传染性肝炎若失于治疗，或治不彻底，以致湿热羁留，气血失调，正气受损，则转为慢性。据我临床所见，慢性肝炎以右胁疼痛、纳差、腹胀、倦怠乏力、肝脏肿大为主要表现。《内经》说：“肝有邪，其气流于两胁”，“肝病者，两胁下痛”，“肝者，罢极之本”，“肝脉微急为肥气，在胁下若覆杯”。这些肝病症状，如病在两胁，胁痛，乏力和肝大等的描述，与慢性肝炎病象颇相类似。故可以认为，慢性肝炎从中医理论来看，病位也在“肝”。从病机分析，一方面作为肝炎致病的湿热继续残留，引起肝郁气滞，进而由气入血，久病入络，肝血瘀阻。气滞、血瘀既是湿热入侵的结果，又是造成病情发展的新原因。湿热、气滞、血瘀，三者皆属“实”。另一方面，湿热伤正，气滞血瘀又加重了脏腑功能紊乱，渐次演变为脾虚、气血两虚、肝肾阴虚等等虚证。这些病理变化常因人、因病程阶段而异，且交错夹杂，从而使临床上呈现各种兼夹证型。

历代医家对肝病的论述颇多。如《金匮要略》说：“见肝之病，知肝传脾，当先实脾”。又说：“上工治未病，中工不晓相传，惟治肝也”。指出了治疗大法应从调理整体的脏腑间关系出发，尤应注意“实脾”。若见肝只知治肝，无异自缚手足。据我临床体会，这种从整体观念出发，特别是“肝病实脾”的理论，对治疗慢性肝炎，具有指导意义。盖脾胃为仓廪之官，气血生化之源，主运化水谷精微，以濡养五脏六腑，四肢百骸，是为后天之本。且“食气入胃，散精于肝”，滋养肝脏。在慢性肝炎患者，多伴有食少腹胀，乏力倦怠等脾失健运征象，它是由肝病本身所引起，但同时又反过来加重肝炎病情，若不即时调理，则互为因果，形成恶性循环。

我认为，所谓“实脾”，不只限于“补脾”，而是指调理脾胃运化功能，使之恢复正常。因于湿热者，宜清化，邪去而正安，祛邪即“实脾”。湿热困脾者，宜茵陈平胃散（茵陈、苍术、陈皮、厚朴、甘草）；肝脾湿热者，宜柴平汤（柴胡、黄芩、半夏、苍术、陈皮、厚朴、甘草）；肝郁脾湿者，宜四逆平胃散（柴胡、枳壳、白芍药、苍术、陈皮、厚朴、甘草）。脾虚者，宜补，如六君子汤（党参、白术、茯苓、陈皮、半夏、甘草）；兼血虚者，归芍六君子汤（上方加当归、白芍药）；兼肝郁者，柴芍六君子汤（上方加柴胡、白芍药）。后二者也可用逍遥散（柴胡、当归、白芍药、白术、茯苓、薄荷、甘草、生姜、大枣）加减。

在临床上，我还根据慢性肝炎患者常有轻重不等的脾气虚弱表现，主用白术、茯苓、党参、黄芪等健脾益气为基础，随其兼证加减化裁。如湿热逗留者，选加焦山栀、菌陈、泽泻、藿香、薏苡仁、冬瓜仁、白蔻、陈皮等芳化清利湿热之品；肝郁脾虚者，选加柴胡、黄芩、白芍药、郁金、香附、泽泻、陈皮、麦芽等舒肝解郁之品；肝脾两虚者，选加当归、白芍药养肝血，柴胡、升麻升举阳气。

慢性肝炎有时尚可见到肝肾阴虚和气滞血瘀者。前者宜滋养肝肾、柔肝和络，方如一贯煎（生地黄、枸杞、北沙参、当归、麦门冬、川楝子）。后者宜疏肝理气，活血祛瘀，方如柴芍疏肝散（柴胡、白芍药、枳壳、川芎、陈皮、甘草）加茜草、丹参、鳖甲等。但要注意的是，养阴要防滋腻碍脾，行气活血要勿损伤中气。至于肝肾阴虚而又脾虚消化功能弱者，补脾药应选甘淡之品，如山药、扁豆、薏苡仁、莲子、谷芽、麦芽之类，刚燥之品不宜。总之，以调护脾胃为要。

四、寒热兼并是治疗慢性菌痢的要点

中医认为，急性菌痢因湿热侵袭大肠所致，病情较为单纯。若迁延日久，转为慢性，则多呈现虚实相兼，寒热并见，阴阳混淆，错综复杂的证候。临床所见，不少慢性菌痢者，既有下痢浓血的实热证，又有乏力纳差，畏寒喜温等虚寒证。治疗颇感棘手。

《伤寒论》有乌梅丸（乌梅、附子、干姜、桂枝、细辛、川椒、黄连、黄柏、当归、党参）一方，主治“久利”。此“久利”是泛指慢性腹泻而言，与后世痢疾一病的概念不尽相同。但此方温凉补泻并用，与慢性菌痢的复杂病机则多所吻合。我据此用乌梅丸治疗，效果较好。从药物组成分析，方中连、柏厚肠坚阴清热以撤其邪，姜、桂、附、辛、椒温阳以散其寒，参、归补虚，复以乌梅酸涩之，合为寒热平调，补虚涩肠之剂。正如柯韵伯所说：“久痢则虚，调其寒热，酸以收之，下利自止”。兹举一典型病例如下，以示一斑。

白某某，男，40 岁，1964 年 7 月诊治。慢性腹泻数年，每日少则四五次，多则十余次。便时坠胀，粪呈糊状，混有白黏冻物，剧时脓血夹杂。左下腹隐痛，喜温喜按。纳谷不香，餐不及两，而嗳气矢气频仍。口苦心烦，倦怠无力。脉左右俱沉而涩，舌苔薄白。大便常规有红、白血球及巨噬细胞。西医均诊断为“慢性菌痢”，屡用抗菌药物治疗，又服中药多剂，腹泻间可稍缓，移时又作，苦不能愈。予乌梅丸加木香（乌梅 12 克、黄连 6 克、黄柏炭 6 克、党参 15 克、当归 9 克、炮干姜 9 克、炒川椒 6 克、细辛 3 克、肉桂 6 克、制附片 12 克、木香 9 克）。水煎服五剂后，大便成形。守方二日一剂，又十剂后即痊愈。

运用乌梅丸时，应视寒热之孰轻孰重，虚实之孰主孰次，增损剂量，加减化裁，疗效方著。当然，若慢性菌痢病情非似此者，自应随证投以其他方药。如脾阳虚者，用理中汤（党参、白术、干姜、甘草）；湿热未尽者，加香连丸（木香、黄连）；肾阳亦虚者，加附子。阳虚滑脱不禁者，桃花汤（赤石脂、干姜、粳米）。气虚下陷者，补中益气汤（党参、黄芪、白术、当归、升麻、柴胡、甘草、陈皮）。阴伤湿热未尽者，驻车丸（黄连、阿胶、当归、干姜）等等。

（郭铭信整理）

乌梅丸的临床应用

乌梅丸乃仲景《伤寒论》厥阴篇之主方。原主治“蛔厥”、“久痢”。夫厥阴者，内寄相火，阴中有阳，其为病，每厥热相兼，寒热错杂。同时肝为风木之脏，开窍于目，风木之为病易出现眩晕、目疾等疾病，影响中土则出现蛔厥、腹痛、下痢之证。余曾用此方治疗花翳白陷（慢性角膜炎、角膜溃疡）、眩晕（美尼尔氏综合征）、胃脘痛（十二指肠球部溃疡合并憩室）、厥阴中风（持续低热）等证，取得了令人满意之效果。本篇就乌梅丸治疗上述病症介绍如下（眩晕之证已在眩晕证治中介绍、久痢已在“几种慢性炎症性疾患的证治要点”中介绍，故不重述）。

一、乌梅丸治蛔厥

《伤寒论》337 条云：“凡厥者，阴阳气不相顺接，便为厥。厥者，手足逆冷是也。”338 条：“蚘厥者，其人当吐蚘。”、“蚘厥者，乌梅丸主之……”若蛔扰动不安，则发为病，或为腹痛，或为呕吐，或阻塞胆道，寒热并作，眼目发黄。蛔厥者，因蛔扰动，气血逆乱而厥也，欲使厥回，必先安蛔。余屡投以乌梅丸治之。方中乌梅味酸性平，蛔得酸则伏，故可安蛔，细辛味辛性温，蜀椒味辛性大热，则温脏以安蛔；黄连、黄柏味苦性寒，苦能下蛔，寒能清热；柯韵伯在《伤寒来苏集·乌梅丸证》中说："蛔得酸则静，得辛则伏，得苦则下。"干姜、附子、肉桂大辛大热，温中阳，祛脏寒，且能安蛔；再加人参、当归补气补血，以扶正固本。寒热并用，邪正兼顾。

【临床症状】 面黄肌瘦，平素贪食，或大便下蛔，突然右上腹剧痛难忍，烦闷呕吐，得食则吐，甚则吐蚘，坐卧不安，汗出肢冷，脉象弦数，或乍大乍小，舌质偏红，苔薄黄或薄白，唇内常有粟粒状小点，或面部有白斑。

【病因病机】 蛔厥之证，古人认为"胃热肠寒"为其本，虫积谓之虫疳。因食物不洁而虫内生，加上蛔虫性喜扭结成团，阻塞肠道而发生腹痛，从而损伤脾胃。虫在肠中吸吮水谷之精华，故贪食且面黄肌瘦。若蛔虫入胃则吐蚘，蛔虫上窜胆道则腹痛突发，其痛如钻如顶，坐卧不安，汗出肢冷，脉象乍大乍小。

【治则】 温脏安蛔。

【方药】 乌梅丸

【病案】 刘××，女，50岁，医师，1983年3月18日入院。住院号42386，本院职工。

患者曾有"蛔厥吐蚘史"，每因多食油腻之物则突发右上腹部疼痛。此次发病因食奶油夹心饼干后约十余分钟，突发右上腹部剧烈疼痛，门诊以"胆石症""胆囊炎"收入住院。

自述右胁下及胃脘部疼痛难忍，其痛剧时如钻如顶，且痛往右肩背部放散，伴恶心呕吐，痛剧时腹部拒按，痛缓时触诊腹部平软。入院后经禁食、"电针"、"阿托品"、"654-2"、"普鲁本辛"、"度冷丁"等解痉镇痛法治疗48小时，其疼痛仍昼夜不减，痛发作更剧频。查白细胞总数6,300，中性74%，血淀粉酶153u，尿淀粉酶384u，B型超声肝胆未见异常图象，故"胆石"、"胰腺炎"之诊断可除外。其痛发剧烈时诊脉乍大乍小，手足指冷，冷汗出，舌质淡，苔黄薄滑润，余断为“蛔厥”（胆道蛔虫症）。拟温脏安蛔法，方用乌梅丸加味：

乌梅 15 克　桂枝 10 克　细辛 5 克　炒川椒 5 克　黄连 10 克　黄柏 10 克　干姜 10 克　党参 12 克　当归 10 克　川楝 12 克　榔片 12 克　使君肉 9 克　制附片 12 克（先煎一小时）

急煎，日二剂，分四次温服。

服药后第二日疼痛已缓，仍日二剂，服依前法。第三日上午，大便解出死蛔虫一条，疼痛完全缓解。更方投以疏肝理气，健脾和胃之剂善后。

【按】 本例为胃热肠寒，蛔虫上窜胆道所致之蛔厥证，治以温脏安蛔之剂，投以乌梅汤加杀虫之川楝、槟榔、使君肉等品，虫退出胆道则疼痛立即缓解，厥逆自回。余常喜用此方加味治疗蛔厥，疗效颇佳。余临床上用川椒 10 粒、乌梅 3 枚、细辛 1 克，泡开水饮，治妊娠恶阻；用川椒、乌梅、细辛、川楝、黄连、广木香为煎剂治小儿肠蛔虫引起的腹痛呃逆常常取效，亦为宗“乌梅丸”方化裁而来。

二、乌梅丸的其他应用

仲景《伤寒论》以六经论治，各有主方，太阳有麻黄、桂枝，阳明有白虎、承气，少阳有柴胡，太阴有理中，少阴有四逆，独厥阴阙。柯韵伯《伤寒来苏集·乌梅丸证》曰：“看厥阴诸证，与本方相符，下之痢不止，与又主久痢句合，则乌梅丸为厥阴主方，非只为蚘厥之剂矣。”柯氏此论，不无见地。

夫厥阴者，阴之极也，两阴交尽是为厥阴，厥阴为阴尽阳生之脏，邪客其经，从阴化寒，从阳化热，故其为病，阴阳错杂，寒热混淆。厥阴在脏为肝，其气应春而属木，本寒而标火。厥阴之治，既不从标，又不从本，而从中治，寒热并用，补泻兼施，故用乌梅丸较为恰当。方中乌梅、细辛泻肝经之邪；黄连、黄柏泻君相之火；肉桂、干姜、附子温补脾肾之阳；参归补益气血，酸甘苦辛、温清补泻之药合而用之，正中其病所，故有效也。余在临床中每引申乌梅丸之旨意，扩而用之于厥阴肝经之杂病，屡屡获效。

（一）花翳白陷（慢性角膜炎、角膜溃疡）

花翳白陷是黑睛生翳，形如花状，色白而中间凹陷，是一种最易反复发作难以治疗的急慢性眼病。本病是因外感风邪，内因肝肺火盛，风热相搏，上攻于目所致。《审视瑶函》云："凝脂四边起，膏伤目坏矣，风轮变白膏，低陷如半粃，总是见瞳神，也知难料理。"又云："此症因火烁络内膏液蒸伤，凝脂从四围起而慢神珠，故风轮皆白或微黄色……其轮白之际，四周生翳……只是四围皆起，中间低陷，此金克木之祸也……亦有上下生起，名顺逆障，此症乃火上郁逼之祸也。亦有不从沿际起，只自凝脂色黄，或不黄，初小后大，其细条如翳，或细颗如星，四散而生，后终长大，牵连混合而害目。此是木火之祸也。以上三者，必有所滞，治当寻其源，濬其流……若病漫及瞳神，不甚厚重者，速救，可以挽回。"

【临床症状】 目力减退，视物模糊，或目中刺痛，头昏额痛，心烦失眠，口干口苦，纳谷不馨，大便溏稀，脉象弦细而数，尺候不足，舌尖色红，或舌有瘀斑，舌苔白腻。

【病因病机】 因外感风热，郁而化火，损伤肝脾之阴。肝为风木之脏，上开窍于目，五行属火，肝经之为病，则目不能视，肝火上炎则目中刺痛，头昏额痛，心烦失眠，口干口苦；肝木横克脾土，故纳谷不馨，大便溏稀；肝木偏旺则肾水不足，水不涵木，故脉象弦细而数，尺候不足；舌尖色红为阴虚火旺之象；久病则络脉不通，故舌有瘀斑；苔白腻为中阳虚寒，食滞不化之征。

【治则】 泻肝胆之火，温脾肾之阳。

【方药】 乌梅丸加味。

【病案】 秦××，男，32岁，干部。1960年4月诊治。

患者目力减退，视物模糊三年，伴目中刺痛，头昏额痛，心烦失眠，口干口苦，纳谷不馨，大便溏稀，经北京××医院诊断为“慢性角膜炎、角膜溃疡”。因中西药治疗无效而求余诊治。视其乌珠混浊，且有云翳，细如星点，或如碎米，或如萝卜花、鱼鳞之状，中间低陷而色白，间见微黄。查其脉弦细而数，尺候不足，舌尖色红，舌有瘀斑，舌苔白腻。余诊断为眼病之“花翳白陷”也。初予养阴清热，退翳明目之剂，服十余帖，不效。吾细思之，病在乌珠，为风轮之疾，内与厥阴肝经相应，且证寒热错杂，遂投以乌梅丸加味治之。

处方：乌梅 12 克（去核） 黄连 6 克 炒黄柏 6 克 当归 9 克 党参 12 克 干姜 6 克 桂枝 6 克 炒川椒 6 克 细辛 3 克 制附片 12 克（先煎一小时） 水煎服

服五剂，口干口苦，心烦，纳差之证有所减，以其舌有瘀斑，复于上方增入三棱 6 克、莪术 6 克、炮穿山甲 9 克，以活血祛瘀，溃坚破结。五剂后，目痛减轻，视力稍增，他证亦有所好转，细察其目，乌珠之云翳有消散之势。又进五剂，视物清晰，云翳消散。再守原方十剂，多年痼疾，竟获全愈。

【按】 花翳白陷，病在乌珠，按五轮分野，内属于肝。本病初起因于肝经风热，继则郁而化火，郁于肝胆；进而火热伤阴，常用疏散风热，清泻肝火，养阴清热之法。此病为久病伤及阴阳，肝血瘀阻，遂生云翳，为寒热错杂之证，故用乌梅丸加活血溃坚之品治之可获著效也。

1962 年垫江县某厂工人叶××，重庆××医院妇产科医师李××，均患慢性角膜炎，角膜溃疡多年，经多方治疗无效，余视其病况与前例同，遂投上方，服二三十剂而愈。嗣后，又连续用此方治疗十余剂，均获满意效果。

（二）胃脘痛（十二指肠球部溃疡合并憩室）

胃脘痛是指上腹部疼痛。古人称为“心痛”、“心下痛”等。但与“真心痛”有别。《灵枢·厥病》说：“真心痛，手足青至节，心痛甚，旦发夕死，夕发旦死。”故与胃脘痛绝然不同。十二指肠球部溃疡合并憩室就属胃脘痛的范畴。

【临床症状】 脘腹疼痛反复发作，饥饿则甚，喜温喜按，嗳气呃逆，纳谷不馨，轻度泛酸，好进软食，大便溏稀，脉象细弦或细濡，舌苔薄白。

【病因病机】 外感风寒之邪犯胃，或过食生冷，寒积于中，或劳倦过度，饮食不节，饥饱失常，过食肥甘，内生湿热，或食滞不化，或情志不舒，郁怒伤肝，肝气横逆犯胃，损伤脾胃，致使气机不畅，而发生脘腹疼痛，嗳气呃逆；久病必虚，故喜温喜按；脾胃虚弱，故纳少，大便溏稀；舌苔薄白，脉弦细为气血不足，肝胃失调之象。

【治则】 调和肝胃。

【方药】 乌梅丸加减。

【病案】 龚××，男，62岁，工人。1973年2月诊治。

患者脘腹疼痛十余年，时发时止，疼痛多于饭前发生，喜温喜按，伴嗳气泛酸，纳差，大便时溏时秘。经×医院上消化道钡餐透视，诊断为“十二指肠球部溃疡”，服用黄芪建中汤，症状时轻时重。月前于食后突然脘腹疼痛，恶心呕吐，发热恶寒，四肢厥冷，住×××人民医院，经胃肠钡餐摄片诊断为“十二指肠球部溃疡并憩室（如黄豆大），欲施行手术。患者因年老体弱惧怕手术，遂求治于余。诊时见其面色苍白，形体消瘦，语声低微，上腹偏右作痛明显，口苦而干，心烦失眠，形寒畏冷，短气乏力，胃纳不佳，脉弦细而弱，尺候不足，舌苔白腻。证属肝胃不和，寒热虚实并见，乃投以乌梅丸化裁治之 。

处方：乌梅 12 克（去核） 黄连 6 克 黄芩 12 克 细辛 3 克 当归 9 克 良姜 9 克 党参 15 克 肉桂 6 克 干姜 6 克 制附片 12 克 （先煎一小时） 泽兰 30 克 三棱 6 克 莪术 6 克 炮穿山甲 9 克 水煎服

五剂疼痛大减，泛酸消失，饮食增进，效不更方，守方服

50剂，诸证消失。再去×院胃肠钡餐复查，十二指肠球部溃疡及憩室均消失。数年来，纳食正常，或食不易消化的食物或偶尔多食，仍有脘腹不适之感，但从未发生过剧烈的疼痛。

【按】 此证为肝强胃弱，肝胃不和，寒热夹杂之证。章虚谷曰："木邪肆横，中土必困，故以辛热甘温助脾胃之阳，而重用酸以平肝，佐以苦寒泻火，因肝木中有相火故也。"投以乌梅丸加减甚为恰当。方中乌梅味酸入肝，以养肝阴；黄连、黄芩清泄肝胆之热；细辛、良姜、肉桂、干姜、附片温运脾阳；党参、当归补其气血，泽兰叶、三棱、莪术、炮山甲活血祛瘀通络；酸苦辛甘合而用之，可和胃补虚，以收扶土抑木之功，佐以活血通络之品以祛其瘀滞。

（三）厥阴中风（持续低热）

仲景云："厥阴中风，脉微浮为欲愈，不浮为未愈"。（《伤寒论·辨厥阴病脉证并治》）尤在泾注曰："不浮，则（邪）著阴中，漫无出路，其愈正未可期，故曰不浮为未愈。"厥阴为阴尽阳生之脏，阳气来复则热，阴气内盛则厥，故发热、厥逆更迭为厥阴病特征之一，与少阳病寒热往来之证有别。本病始于外感，经久不愈，以热厥交替，定时发作为特征，为外邪内传厥阴所致。因患者多为素体虚弱，元气素亏之人，邪气内传，由表传里，遂犯厥阴。

【临床症状】 长期低热，定时发作，入暮之后，先热后寒，始觉肌热，如火如燎，热已则寒，肉上粟起，四肢不温，历时短暂，无汗而寒热自退，精神疲倦，脉细弦而数，尺候弱，苔白腐夹杂灰苔。

【病因病机】 因外感风寒，或治不及时，或因素体虚弱，元气素亏，卫外不固，致使长期低热；外邪内传厥阴，故定时发作，入暮复发，先热后寒，四肢不温；脉细数为脾胃虚弱之象，舌体胖大为中阳虚之征，苔白如腐为脾虚食滞中阳不运之象。

【治则】 温运中阳，寒热并调。

【方药】 乌梅丸加减。

【病案】 杨××，男，62岁，退休工人。1978年8月诊治。

患者夙有“风心病”、“慢性气管炎”，月前因洗澡而受凉，恶寒发热，鼻流清涕，咳嗽，×××联合诊所按“气管炎”给庆大霉素治疗四天，热势减退，转为低热（38℃左右），此后持续月余不退。入暮先热后寒，始觉肌热，如火如燎，热退而寒，肉上粟起，四末不温，历时一时许，无汗而寒热自退。改服中药，更医数人，皆以少阳病论治，投以小柴胡、蒿芩清胆等方，病情如故，并述头昏心悸，神疲乏力，腹中饥饿，口淡无味，不欲饮食，矢气频作，日大便四五次，便软不溏，且无脓血黏液。查其面色苍黄，精神不振，唇绀无华，舌质胖淡而暗，苔白如腐，并夹灰苔，脉细弦而数，尺候弱。余见发热，厥逆交替，定时发作，辨为厥阴中风，投以乌梅丸去川椒加首乌。

处方：乌梅15克　细辛6克　桂枝6克　干姜6克　黄柏9克　黄连6克　当归12克　党参15克　制附片6克（先煎一小时）　制首乌18克　水煎服

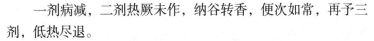

一剂病减，二剂热厥未作，纳谷转香，便次如常，再予三剂，低热尽退。

【按】 此病用乌梅丸温运中阳，寒热并调，以治厥阴之热厥证。此方去川椒加首乌，以养肝血，托邪外出，故效如桴鼓。

综上观之，凡病在厥阴肝经，证属寒热混淆、虚实相兼，阴阳错杂之证，投以本方，均见卓效。临床证见：胃纳不佳，大便溏稀，畏寒厥冷，甚则四肢厥逆，口干口苦，心烦失眠，困倦乏力，少气懒言，面色少华，或为蛔动，或为眩晕如坐舟车，或疼痛拒按，或目生云翳，或便下脓血，或风中厥阴，脉必弦而尺候不足，舌尖边可见色红，苔白或腻或黄而润滑。若纯实证，热不兼虚者，则非本方所宜。

济生乌梅丸加味治疗直肠、声带、宫颈息肉

直肠息肉、声带息肉、宫颈息肉是临床上比较常见，比较棘手，难于手术，术后易复发，很难根治的一类疾病。直肠息肉属于中医肠风便血的范畴，表现为大便带血，血与粪便不相混杂。声带息肉则表现为咽喉梗塞，声音嘶哑。宫颈息肉则见于长期阴道出血，淋漓不断。余用“济生乌梅丸”加味治疗均取得了显著的效果。

济生乌梅丸原为治疗肠风便血而设。余先将济生乌梅丸改为汤剂治疗小儿直肠息肉，每获奇效。以后又用于治疗成人直肠息肉患者，也有疗效，但难于痊愈。后改为丸剂较长时间服用效果较佳。因直肠息肉属慢性疾病，久服可收缓功之效，且丸剂比较便于服用。为了达到较快痊愈之目的，加用象牙屑、人指甲以软坚散结，若人指甲不易收集，可用穿山甲代替，这就是“济生乌梅丸加味”的由来。嗣后，余又用此方治疗声带息肉、宫颈息肉，均获显著效果。方中乌梅性味酸平，有敛肺涩肠、入肝止血、蚀恶肉、化痔消息肉之功。《本草经》云：“去死肌、消黑痣、蚀恶肉。”《本草逢原》：“恶疮胬肉，亦烧灰研敷，恶肉自消，此即本经去死肌恶肉之验。”又曰：“治溲血、下血、诸血证”。僵蚕性味咸辛平，有消风，化痰、散结之功。《本草纲目》：“散风痰结核，瘰疬……痰疟癥结”，“僵蚕，蚕之病风者也。治风化痰，散结行经，所谓因其气相感而以意使之者也。”《别录》：“灭诸疮瘢痕”。象牙屑性味甘寒，有清热、化管、拔毒、生肌之功。《海药本草》：“主风痫热、骨蒸劳、诸疮等，并皆宜生屑入药。”《医学入门》：“生为末，

主诸疮痔瘘，生肌填口最速”。《本草经疏》：“治恶疮、拔毒、长肉、生肌、去漏管”。人指甲性味甘咸平，有软坚、散结、祛瘀之功。《本草衍义》：“去瘀血”。酒醋味酸可助乌梅涩肠止血、又能散瘀。穿山甲性味咸微寒，有消肿祛瘀之功。《药性本草》：“烧灰敷恶疮”。《别录》：“疗蚁瘘”。《药性论》：“恶疮，烧敷之”。《日华子本草》：“治痔漏，恶疮。”五药合而用之，有收涩、止血、攻坚、散结、化恶肉之功，用于治直肠息肉、声带息肉、宫颈息肉能起异病同治之效。现将治验病案介绍如下。

一、病案举例

【病案一】 直肠息肉案

张××，男，58岁。住院号　35847。

患者于1977年3月始大便时有鲜血，血附于大便之表面，排便时肛门无疼痛、下坠感，大便习惯每天一次，不结燥，如果大便结则血也较多。今年元月始大便出血量较多，每次约便血一小汤匙。外科检查：肛门外形无畸形、瘘管及疤痕，无红肿炎变。窥肛镜检：肛管距肛门口约5厘米处3点、5点、9点肠壁均有息肉似葡萄状、紫红色，蒂短紧附于肠壁，触之易出血，3点及5点之息肉似黄豆大，9点之息肉如胡豆大，约0.5×0.6厘米。诊断为多发性直肠息肉。入院后经服“济生乌梅丸”，每次一粒，日三服，便血逐渐消失，共服药24天。检查：各点之息肉已脱落，基底部有少许残根已近乎肠壁平行，无出血，出院时带“济生乌梅丸”十五日量，三月后复查息肉无所见，病家无所苦。

【病例二】 直肠息肉案

张××，女，11岁，学生。1971年诊。

大便时滴鲜血，便时有樱桃大息肉脱出肛外，便毕可自行收回，息肉脱落后复长，反复二年不愈。余用乌梅15克、僵蚕15克（炒），煎汤。日一剂，二煎分三服，汤药内可酌加蜜糖 50～100 克，或白糖适量亦可。连续服十余剂后，息肉皆自行脱落，再以丸剂巩固疗效，一年后询之未复发。

【按】 直肠腺瘤分良性和恶性两类。良性者于直肠或结肠长多个腺瘤，叫直肠息肉，其又分为单发性和多发性两种。单发性者多见于儿童，多发性者多见于青壮年，极个别有恶变的可能。中医认为是因湿热毒邪下迫大肠，气机不利，脉络瘀阻，气血凝滞所致。多按“肠风便血”、“痔疮”论治，可用“济生乌梅丸”治疗。多发性息肉极个别已恶变者，似《金匮》“便血色瘀，面色萎黄，脏毒肠澼”的记载，应属“脏毒下血”范畴，非本方所宜。

【病案三】 声带息肉案

重庆××工厂女工，李××，业余爱好唱歌。1971 年因咽喉梗塞，声音嘶哑，在××医院五官科检查，发现声带有一粒如黄豆大的息肉，医生主张动手术，本人不愿手术治疗。余用乌梅 1000 克、僵蚕 250 克、象牙屑 30 克，蜜丸。服药一料后，复去医院检查，息肉已消大半。再进一料后检查，息肉已完全消失。四年后复查未复发。

【病案四】 声带息肉案

刘××，男，42 岁，解放军某部干部。1967 年 4 月在东北大兴安岭开始发生喉炎，因治疗不及时转为慢性喉炎，嗣后常觉咽喉梗塞感。1972 年 9 月 28 日在×医院检查，声带有异物，怀疑是喉癌。同年 10 月 9 日和 10 月 21 日作过两次手术，但仍感咽喉不适。乃去武汉、上海检查，均排除喉癌，诊断为声带息肉。1973 年再去×医院复查，声带息肉如黄豆大。同年 7 月 15 日请余治疗，拟“济生乌梅丸”加味（乌梅、僵蚕、人指甲、象牙屑）一料后再去检查，声带息肉已缩小如高粱米大，自觉症状大为好转。再服丸药一料后检查，息肉完全消失。自觉咽喉有些干燥，用煎剂：

玄参 24 克　麦冬 12 克　桔梗 9 克　生甘草 6 克　太子参

30克　薄荷3克　金钗石斛12克　腊梅花12克　木通9克

每日一剂，连服十剂，自觉症状完全消失。

【病案五】 宫颈息肉案

龚××，女，47岁，农民。

患宫颈息肉，经常阴道流血，1973年住×医院妇产科经手术切除，息肉治愈。出院后约十个月，阴道依然流血，再去该院检查，息肉复又生长，仍需住院手术切除。患者因经济负担不了，疗效不稳定，不愿再行手术，求余诊治。余用乌梅750克（酒醋泡、去核、炒焦）、僵蚕250克（米拌炒黄，去嘴足）共研细末，炼蜜为丸，每丸9克，早、中、晚各服一丸。一料药服完后，自觉症状消除。半年后妇产科复查，息肉已不存在，至今没再复发。

【病案六】 宫颈息肉案

龚××，女，26岁，职员。1973年9月诊。

患宫颈息肉，阴道流血。经×医学院附二院妇科手术后，又复发。余用"济生乌梅丸"方一料，服药尚未尽剂，症状消除，医院复查，息肉消失。

二、济生乌梅丸的主治病症、丸药的炮制、服法和注意事项

（一）主治病证

"济生乌梅丸"一方，据清·陈修园氏《时方歌括》所载，其方出于宋、严用和为治疗"肠风便血"而设。陈氏歌括曰："下血淋漓治颇难，济生遗下乌梅丸，僵蚕炒研乌梅捣，醋下几回病即安。"今方书列入收涩方类，用治疗便血。考此方所治之便血，主要指大便时带有鲜血从肠道来，其血与粪便不相混杂而下，多系便后滴血，或鲜血染于粪便表面者，中医称之"近血"（肛门直肠部位出血），或称之"肠风下血"。今之内痔出血和直肠息肉出血，其临床症状多有似古人"肠风下血"之描述。此"肠风下血"应与紫黯色血便之"远血"（上消化道

出血），或称“脏毒下血”相鉴别。《证治要诀》云：“血清而色鲜者为肠风，浊而黯者为脏毒”。“脏毒下血”多为内脏实质性器官损伤所致，此类病证，实为极严重证候，非本方所能治也。本方所治之“肠风便血”:一为直肠息肉出血，用本方加人指甲、象牙屑，为丸；一为内痔出血，用本方加槐花、地榆炭、侧柏炭、三七粉、鬼针草等消痔止血之品。

（二）药物组成

“济生乌梅丸”加味是由乌梅、僵蚕、酒醋、人指甲（可用炮穿山甲代）、象牙屑五药组成。

（三）药物的炮制及常用剂量

乌梅 1500 克（用乌梅肥大肉多者为上，酒醋浸泡一宿，以浸透乌梅为度，去核，焙焦存性）、僵蚕 500 克（米拌炒微黄为度）、人指甲 15 克（用碱水或皂水洗净，晒干，再和滑石粉入锅内同炒至指甲黄色鼓起为度，取出筛去滑石粉，放凉，碾粉。或用炮穿山甲 30 克）、象牙屑 30 克，共研细末，炼蜜为丸，每丸重 9 克。丸药制成后，装入瓷坛内，或玻璃瓶内，置于干燥通风之地，以防受潮霉烂变质，霉者切不可服用。

（四）服法和注意事项

治疗各种息肉，成人每次一丸，早中晚各一服，白开水送下，儿童量酌减。以服完以上剂量一料为一疗程，可连续服二、三料。儿童可用乌梅、僵蚕各 15～20 克煎汤，日一剂，二煎分三次服，一般服 10～15 天可见效。

服药期间，饮食宜清淡，多吃水果蔬菜，保持大便通畅，忌煎燥辛辣之品，忌烟酒。

注：事物总是一分为二的，无论什么事物不能说百分之百，治病也是如此。“济生乌梅丸”治疗各种息肉有显著疗效，但对久病又复杂之痼疾，效果就不够好，这是必须说明的。有的还将《伤寒论》乌梅丸错认为“济生乌梅丸”，那就更是药不对症了。

内、妇、儿、五官科疾病

感　冒

感冒系由风邪侵犯人体引起的以恶寒（或恶风）、发热、头痛、鼻塞、声重、喷嚏、清涕（或稠涕）、喉痛等为主证的外感疾病而言。

感冒病，历代医家广有论述：如汉·张仲景《伤寒论》3条："太阳病，或已发热，或未发热，必恶寒，体痛，呕逆，脉阴阳俱紧者，名为伤寒。"2条："太阳病，发热汗出，恶风，脉缓者名为中风。"此论当包括今之感冒。至北宋·杨士瀛始明确地提出"感冒"一词。至清代温病学说兴起，始有风热合邪感冒之论出。今世尚有感冒伤食之类型多见于临床者。就渝州地区而言，且多有风湿型感冒之疾，此型若治之不当，常可延至十余日不解。

感冒一疾具有传染性。早在《素问·补遗·刺法论》就有"五疫之至，皆相染易，无问大小，病状相似"的记载，此"五疫"当包括感冒时邪于其中。明·张景岳也认为"非其时而有其气"，是为"虚邪贼风"，若不"避之有时"体虚之人遇之，则可以两虚相得，客其身形伤人致病，（时邪伤人致病）"病无长少，率相近似"，提出了气候骤变是感冒一病之所以流行的重要原因。

风为阳邪，好伤人之上部，易与他邪相合而为患。风与寒邪、或热邪、或湿邪、或挟食伤人为患，致有外感风寒、外感风热、淋雨受湿感冒、积食感冒四个不同证型的临床表现，本文就此四型论之。

一、外感风寒

【临床症状】 恶寒或恶风，发热，无汗或微汗出，头痛，或四肢痠痛，鼻塞声重，喷嚏，流清涕，或咳嗽，痰白而稀，舌苔薄白润滑，脉浮缓或浮紧。

【病因病机】 鼻为肺窍，肺居于上，风寒外袭，首先犯肺，致肺气失宣，上窍不利，而出现鼻塞声重、喷嚏、流涕、咳嗽等伤风症状。寒为阴邪，其性收引凝滞，风寒客于肌肤，致卫阳被郁，经脉气血不通，而出现恶寒发热，无汗，头痛身痛等证。舌苔薄白，脉浮为风寒在表，浮缓为风偏盛，浮紧为寒偏盛。

【治则】 辛温解表散风寒，宣肺止咳。

【方药】

方一：苏叶生姜红糖饮

苏叶 10 克　老生姜 15 克　红糖适量

水煎一次温服，盖被取微汗出，风寒可解。

【方解】 方中苏叶辛温，发散风寒，理气和营；生姜味辛性温，走而不守，发表散寒，二药配合发表散寒之力增强；再加红糖甘温和中补脾，补血活血，一助姜苏发表，二可调味和药。三药共奏辛温发表散寒之功。用于治疗风寒感冒轻证，煎汤一次服之，风寒可解。此为渝州民间常用之验方。

方二：葱豉汤加味

葱白 15 根　淡豆豉 12 克

加减法：风重者加排风藤 30 克，寒重者加散寒草 30 克、马蹄草 30 克。

【方解】 此为《肘后备急方》葱豉汤加味。方中葱白辛温通阳，发表散寒。淡豆豉辛微温，解表透邪，共取通阳散寒解表之功。用于感冒风寒轻证，服之表解而不伤正，医家喜用之。随证加味，除上述加排风藤、马蹄草外，尚可选加苏叶、荆芥、生姜、麻黄、桂枝等辛温发表散寒之品。

方三：荆防汤

荆芥 10 克　防风 10 克　苏梗 10 克　桔梗 10 克　生姜 10 克

加减法：咳甚者加前胡 12 克、杏仁 10 克，胃纳差者加陈皮 12 克。

【方解】 荆防汤乃宗《医学正传》之“荆防败毒散”化裁而成。方中荆芥、防风、生姜表散风寒。苏梗行气宽中，散风寒，解肌发表，消痰利肺，咳者更配前胡、杏仁、陈皮等化痰止咳之品。桔梗功能升提，引药上达，祛邪外解，则表散风寒之力更强。服之得微汗出，风寒之邪从汗解而不伤正，此“时方”药性平和之剂。临证时尚可随证加减。

【病案】 陈××，女，44 岁。1963 年 8 月 4 日入院，住院号 16931。

今晨突然寒战无汗，发热，头疼身痛，喷嚏，流清涕，微咳嗽，不思食，查苔白薄，脉浮紧，咽部不红肿，体温 38.7℃，白细胞 11400，中性 86%，胸透（-）。门诊以上感，疑为肺炎，收入住院。

入院后，余按风寒感冒重证，拟辛温表散风寒之剂。

药用：荆芥穗 12 克　防风 12 克　散寒草 30 克　马蹄草 30 克　柴胡 12 克　前胡 12 克　桔梗 10 克　生姜 15 克　杏仁 12 克

急煎，日二剂分 4 次温服。药后盖被取微汗出，邪从汗泄，次晨热退，诸证悉减。惟食欲欠佳，微咳，身软乏力。

处方：生姜 12 克　炒三仙各 12 克　苏梗 12 克　前胡 12 克　法夏 10 克　茯苓 12 克　陈皮 12 克　甘草 6 克　每日一剂，水煎，日三服

第四日自觉症状完全消失，查体温 36.8℃，白细胞 7800，中性 65%，痊愈出院。

二、外感风热

【临床症状】 发热恶风，微自汗出，头晕头痛，鼻塞喷嚏，先流清涕，逐渐变为浓稠涕，或口渴，或咽干喉痛，或咳吐黄痰，或小便色赤。舌质红，苔薄黄，脉浮数。

【病因病机】 风为阳邪，易于热化；热为温邪，所谓温为热之渐，火为热已极，温、热、火三者皆一类也。风与热邪从口鼻入犯，多易化火伤津，其邪上犯于头，故头晕头痛；熏蒸于清道，故咽干喉痛，口渴；蒸发于表而主疏泄，则见发热恶风、汗出；邪循呼吸道犯肺，灼津为痰，影响气机升降出入，肺气失宣，则发为咳吐黄痰等见证。

【治则】 辛凉解表，散风清热。

【方药】

方一：桑菊排风汤

冬桑叶 10 克　菊花 10 克　排风藤 30 克　蝉衣 3 克　薄荷 6 克　甘草 3 克　芦根 15 克　轻煎服

加减法：咽喉红肿疼痛甚者加挖耳草 30 克（清热解毒利咽），发热较甚者加青蒿 15 克，咳嗽较重者加五匹风 30 克，食欲不振者加鸡屎藤 30 克。

【方解】 此系《温病条辨》之“桑菊饮”加减而来。取方中桑叶、菊花甘凉轻清之性，以疏解上焦之风热邪气，且桑叶善走肺络，为清疏肺热之主药；用薄荷、蝉衣助桑菊疏散上焦风热；排风藤味甘、性平、微寒，更助桑、菊、蝉、薄散风清热之功，药轻而效宏、取其气宜轻煎。

方二：银荷汤

银花藤 30 克　荷叶 30 克　木通 12 克　荆芥 6 克　黄荆子 15 克　十大功劳叶 12 克　轻煎服

【方解】 银荷汤为《温病条辨》之“银翘散”加减而来。方中重用银花藤（或银花半量）、荷叶清热解毒，清头目之风为主，配以荆芥发表祛风，散风热，清头目，利咽喉；黄荆子祛风、除痰、行气、止痛；十大功劳叶泻火退热；木通上通心肺利窍，下清湿热利小便、通大便，可除胸中烦热，利咽喉，助银、荷、芥、黄散风清热解表之力，兼利肺气、通大小便，使邪热从下窍而祛，可谓两全其功。

【病案】 黄××，男，45岁，医师。1966年9月2日诊，系本院职工。

患者五天前自觉发热恶风，头痛，鼻塞流清涕，咽喉干痛。三天前始发热，咳嗽，吐黄稠痰，流稠涕，头胀痛加剧，口干渴，尿黄，不思食，查体温38.6℃，自服中成药，体温稍有下降，仍坚持上班。今症状加剧，且时微自汗出，查体温39.6℃，舌质红，苔黄薄，咽红肿（++），脉浮数，血压100/70毫米汞柱，白细胞7400，中性86%。余诊为外感风热，用银荷汤加味。

银花藤30克　荷叶30克　荆芥10克　黄荆子25克　木通12克　连翘15克　贯众10克　牛蒡子12克　甘草5克　桔梗10克　芦根25克　轻煎，日二剂，日夜四服

次日复诊热退，体温36.8℃，更方撤余邪扶胃气，三剂，诸证若失。

三、淋雨受湿感冒

【临床症状】 头疼体痛，头重如裹，身体困重，遍身肌肉关节疼痛，恶寒不发热，或先恶寒后发热，其热势不扬，口干不渴，无汗，胸闷腹满，纳食不佳，或大便稀溏，小便色黄不畅利，或咳泡沫白痰，舌苔白腻，或黄厚而滑润，脉浮紧或濡涩。

【病因病机】 因汗出淋雨感受寒湿，或感雾露之湿，或坐卧湿地感受寒湿而发病。湿为阴邪，其性重浊，易伤阳气，故见头重身困，胸闷腹满，纳差，便溏等证；湿性黏腻滞着，故为患多缠绵难愈。此型感冒因失治，或治不得法，用药不当（切忌苦寒清热之品）可迁延旬日，乃至上月不愈。因寒主收

引，凝滞气血经络，故恶寒头痛，遍身肌肉关节疼痛。

【治则】 祛风散寒除湿。

【方药】

方一：祛风散寒除湿汤

羌活 9 克　白芷 9 克　荆芥 9 克　防风 9 克　川芎 9 克　荷叶 30 克　水煎服

加减法：咳嗽甚者加肺经草 15 克、鱼腥草 30 克，胃纳差加鸡屎藤 30 克，小便黄加车前草 30 克。

【方解】 祛风散寒除湿汤系《局方》之羌活胜湿汤化裁而成。方中羌活散寒祛风除湿为主药，考羌活乃气雄味厚之品，其清香走窜之性，善行气分，走太阳膀胱经，散寒除湿；更得白芷、川芎、荆芥、防风温散之力相助，使微汗出，风寒湿之表证可随汗而解。有的医家每畏羌活辛香燥烈之性而不用，不知湿盛之疾非此不可。加荷叶一味为佐使。考湿蕴久则多有热化，且湿为秽浊之气，故取荷叶清轻芳香，以收除湿清热化浊和中之功。

方二：羌活佩兰汤

羌活 12 克　佩兰 12 克　石菖蒲 9 克　木通 9 克　威灵仙 9 克　藿香 12 克　水煎服

加减法：同前方。

【方解】 羌活佩兰汤为自拟方。方中羌活辛苦温，善行气分，舒而不敛，升而能沉，雄而善散，通畅脉络，透利关节，散风寒，祛风湿，为治淋雨受湿之要药，故以其为主；配藿香、佩兰之芳香化浊、辟秽；石菖蒲理气活血、开窍散风祛湿；威灵仙祛风胜湿为辅，并以木通上通心肺，利诸窍，通血脉，下走三焦利小便，通大肠荡涤腑滞，以助化湿浊；合而用之，具有极强的散寒除湿，辟秽化浊之功。

注：祛风散寒除湿汤宜于寒湿感冒初起风胜者，重在发散风寒兼祛湿浊；羌活佩兰汤宜于寒湿感冒时日较长者，重在除

湿利水道。

【病案】 张××，男，36 岁，干部。门诊号 15111，1978 年 7 月 25 日诊。

酷暑时节，天气暴热，人难以忍受，患者近时多冷饮以消暑，致湿浊内盛；旬日前因贪凉，夜间露宿于街头，通宵达旦，受凉而发病。证见恶寒发热，汗出不多，头重体困，口淡不思饮，自服银翘、银柴、大青叶等冲剂不效。始求诊于医。医多以清暑退热解毒之品亦不效。至今诸证不减，头重痛剧烈，一身困重如负千斤，且胸闷腹胀，大便溏泻，日三、四次，泛酸欲呕，尿少色黄。查体温 38.8℃，苔黄滑，脉沉濡。辨为寒湿困阻，肌表阳气不达，汗出不澈，营卫失和。三焦失于疏化，湿困脾阳，运化失职致腹泻。治宜解表散寒除湿，用燥湿健脾和中之剂疗之。方用羌活佩兰汤加减。

羌活 10 克　藿香 12 克　佩兰 12 克　苍术 12 克　白术 12 克　木通 12 克　石菖蒲 6 克　荷叶 30 克　茵陈 30 克　滑石 25 克　甘草 3 克　黄芩 12 克　三剂

二诊：药后寒热退，诸证悉减，尚食欲不佳，时欲吐，便稀溏，身软乏力。拟以藿香正气合剂 300 毫升，每服 20 毫升，日 4 次，以善其后，药后诸证除。

四、积食感冒

【临床症状】 往来寒热，头昏痛，或周身骨节痠痛，四肢软弱无力，或恶寒不发热，或发热汗出不恶寒，或鼻干燥，或流清涕，胃脘滞痛，不思食，噫气，按之上腹作痛或胀硬，口苦咽干，或渴，或肠鸣，或呕，或欲吐，或咳，或心悸，失气，大便二三日解一次，或溏或秘，小便量少色黄，体温偏高，舌苔白腻或淡黄，脉象右寸关浮数，或左寸关浮数，或左右关弦紧。

【病因病机】 因劳动过度，汗出表虚，阳气外越，外感寒湿，内伤饮食，消化不良，饮食积滞中州。

【治则】 消化胃脘积食，清解胸中结水，外解寒湿。

【方药】 柴胡消食汤

羌活 10 克　白芷 10 克　广木香 10 克　山楂炭 12 克　瓜蒌仁 10 克　柴胡 12 克　黄芩 12 克　法半夏 12 克　苍术 12 克　茯苓 12 克　炒枳实 10 克　生姜 12 克

加减法：积食重者去白芷，加炒草果仁 10 克；结水多者去楂炭、白芷，加重瓜蒌仁为 12 克；寒湿重者加重白芷、羌活各为 12 克；风寒重者去白芷，加荆芥穗 12 克；便溏者去瓜蒌仁。

【方解】 本方乃小柴胡汤加除湿解表之羌活、白芷、苍术，以增强表散寒湿之功，加楂炭、广木香、炒枳实、茯苓、瓜蒌仁，理气导滞，消食健脾和中，以增强消导食积之功。此表散内消同治之剂，余命名为柴胡解表消食汤（简称为柴胡消食汤）。

【病案】 刘××，女，45 岁，本院职工。1976 年 10 月 2 日诊治。

时逢国庆佳节，家务繁忙，操劳太过，汗出当风受凉，加之昨天多进美食，食滞胃脘。今始发病，证见恶寒发热（体温 38.6℃）、鼻流清涕，头额昏痛，身体重疼，胃脘胀痛，恶心欲呕，口苦，恶油，不思食，大便未行，尿亦少解，脉弦数，苔白腻。

证系寒湿外感，饮食内伤之疾，单解表或单消食多延误病情，增加其痛苦。治宜表里双解，拟以柴胡消食汤加减。

柴胡 24 克　黄芩 12 克　法半夏 10 克　茯苓 12 克　苍术 12 克　藿香 12 克　炒草果仁 10 克　羌活 10 克　炒二芽各 15 克　山楂炭 12 克　生姜 12 克　三剂

一剂热退证减，三剂诸证消失，恢复健康。

咳　嗽

咳嗽是临床常见的一种症状，为肺系疾患的主要证候之一，极大地危害着人们的健康，故素为医家所重视。

咳与嗽古人认为具有不同的含义。如元·朱丹溪《活法机要》："咳谓无痰而有声，肺气伤而不清也。嗽谓无声而有痰，脾湿动而有痰也。咳嗽是有声有痰，因伤肺气，复动脾湿也"。而我们临床所见，咳与嗽是不可分割的。咳嗽是一种保护性的反应。因肺为娇脏，主司呼吸，只容得清气、正气，不能受纳浊气、邪气。若浊气、邪气干之，则清气的升降出入必受影响，故必咳嗽。正如陈修园在《医学三字经·咳嗽》中说："肺为脏腑之华盖，呼之则虚，吸之则满，只受得本脏之正气，受不得外来之客气，客气干之，则呛而咳矣；亦只受得脏腑之清气，受不得脏腑之病气，病气干之，亦呛而咳矣。"有痰必经咳方可排出，无痰、无邪气扰及于呼吸之道，就不必咳了，嗽之先必咳，咳之后多嗽，故尔医多以咳嗽并称。

咳嗽这个临床症状产生的机理有二：一为发自肺之本病。肺为五脏之华盖，上连咽喉，开窍于鼻，外合皮毛，司呼吸，为气体出入的重要器官，一旦受邪气之侵袭，或从口鼻而犯（肺开窍于鼻），或循皮毛而入（肺主皮毛），肺卫受邪，肺气壅塞不宣，失其清肃之常，势必影响到气机之升降出入，因而产生咳嗽。正如喻嘉言所说："六气主病，风火热湿燥寒，皆能乘肺，皆足致咳"。由此看来，咳嗽与肺直接有关，所以明·张景岳说："咳病虽多，无非肺病"、"外感之咳，其本在肺"（《景岳全书》咳嗽篇），清·喻嘉言说："咳者，肺之本病也"（《医门法律》咳嗽篇）。

人体是一个整体，脏与脏之间，在生理上是互相联系的，在病理上亦可互相影响，因此，他脏有病亦可传于肺。临床上常见的如脾虚不运，湿浊聚生为痰上犯于肺，可影响肺气的升降出入，致发咳嗽，此即所谓“脾为生痰之源，肺为蓄痰之器”也；又如肝气不疏，郁结化火，木火上炎，煎灼肺津为痰，亦可阻碍肺气的肃降而发为咳嗽。此类为他脏之病累及于肺，而致咳也。故《素问·咳论》：“五脏六腑，皆令人咳，非独肺也”。

“咳病虽多，无非肺病”、“五脏六腑，皆令人咳，非独肺也”，此两种说法并不矛盾，恰恰是从不同的两个方面客观地说明咳嗽之病，或直接发于肺系，或他脏有病累及于肺也。

“中国医药学是一个伟大的宝库，应当努力发掘，加以提高”。历代医家从临床实践中总结出来防治咳嗽的经验是非常宝贵的，值得我们努力学习和借鉴。兹将本人学习应用历代医家的经验和自己的临床体会，作一肤浅的介绍，供学习中医的同志参考。

一、外感咳嗽

咳嗽是因于四时气候的异常变化，即所谓非时之气侵袭，影响肺气正常的升降出入，发为咳嗽，则称为外感咳嗽。由于六淫之邪有风、寒、暑、湿、燥、火之分，外邪犯人有风寒、风热、风燥之不同，故外感咳嗽又有风寒、风热、肺燥等多种类型。

（一）风寒咳嗽

风寒咳嗽分伤风咳嗽和伤寒咳嗽两种。但风与寒又不能截然划分，或风重于寒，或寒重于风，应该加以区别，同时风寒咳嗽，还要分别轻证和重证。

风寒咳嗽，病起非时暴寒，贪凉受冷；或脱衣露宿受风；或气候寒热不时，招致外邪感冒等等。凡气候变化，人体正常机能不相适应，四时皆可发生此病。

1．风寒咳嗽轻证

其临床表现为初起鼻流清涕，喷嚏，声重，头部微胀或微痛，憎恶风寒，轻微咳嗽。如风重于寒的，证见发热，微汗出，脉浮缓或微浮数，舌苔正常；如寒重于风的，证见恶寒发热，无汗，脉象浮紧，头项身体痠痛。风寒咳嗽，为风寒之邪侵袭皮毛，上犯于肺，所出现的表证。其治疗法则，宜用辛温轻剂，轻微解表。药方可选用香苏饮随证加减；若气虚脉弱者，宜用参苏饮；若风重于寒，宜用排风藤汤；若寒重于风，宜用姜苏汤。药后汗出表解，但咳嗽未止者宜用止嗽散。

香苏散（《和剂局方》）主治四时感冒，恶寒头痛，鼻塞，声重，微有咳嗽。

处方：香附 10 克　苏叶 10 克　陈皮 10 克　甘草 6 克　生姜 10 克　小葱五根　水轻煎，温服

加减法：挟食者加谷、麦芽各 15 克，神曲 12 克；咳重者加前胡 10 克、杏仁 10 克；头痛较甚者加川芎 10 克、白芷 10 克；出汗恶风者去姜、葱，加防风 10 克、白芍 10 克；无汗恶寒者加荆芥 10 克、淡豆豉 12 克。

参苏饮（《局方》）主治虚人感冒风寒，头痛，鼻塞，发热恶寒，咳嗽，涕唾稠黏，胸膈满闷，脉弱无力。

处方：党参 12 克　苏叶 10 克　葛根 12 克　前胡 10 克　法半夏 10 克　茯苓 12 克　炒枳壳 6 克　陈橘皮 10 克　桔梗 10 克　木香 6 克　甘草 6 克　生姜 10 克　大枣 10 克　水煎，温服，取微汗

加减法：挟食者加砂仁 6 克、神曲 10 克，喘咳者加厚朴 10 克、杏仁 10 克；头痛甚者加川芎 10 克、白芷 10 克。

排风藤汤（自拟方）主治感冒风寒，头微痛，鼻塞流涕，发热恶风，微汗出，咳嗽痰黏，脉象浮缓，或微浮数，舌苔正常。此为外感风重于寒的表证。

处方：排风藤 30 克　千里光 30 克　五匹风 30 克　鱼腥草 30 克　陈艾叶 10 克　水煎，微温服

姜苏汤（自拟方）主治感冒风寒，头疼项强，肢体痠痛，

鼻塞流清涕，恶寒发热，脉象浮紧或浮弦，舌苔薄白而滑。此为外感寒重于风的表证。

处方：老生姜 12 克　紫苏叶 10 克　淡豆豉 12 克　肺经草 30 克　小葱十根　水轻煎，加入红糖适量温服，取微汗

止嗽散（《医学心悟》）主治外感微热，咳嗽有痰，鼻塞流清涕，脉象浮缓。

处方：桔梗 10 克　荆芥 10 克　紫菀 10 克　百部 10 克　白前 10 克　陈橘皮 10 克　甘草 6 克　水煎服

小结：风寒咳嗽，为外感风寒犯肺引起的咳嗽。风寒咳嗽一般来说，治疗的重点在散寒。风寒咳嗽轻证，解表的药不宜重剂，故用香苏饮辛温轻剂轻微解表即可。若年老气虚体弱的人，外感风寒引起咳嗽，又宜用参苏饮益气解表，除痰利气，宣肺止咳。感冒风寒，出汗恶风的为风重于寒的表现，拟用排风藤汤以祛风为主；如无汗恶寒的为寒重于风的表现，拟用姜苏汤以散寒为主。若表解后，仍然咳嗽不止的，可用止嗽散利气和中，化痰止嗽。以上方剂均为辛温解表之轻剂，只适用于治疗风寒咳嗽轻证。此外，还可选用其他辛温解表之轻剂，或自拟方，只要治法正确，就能命中肯綮，不必拘泥于以上几个方剂 。

2. 风寒咳嗽重证

其临床表现为头疼项强，肢体痠痛，鼻塞流清涕，恶寒发热，无汗，咳嗽痰稀，或时作干呕，舌苔薄白，或白而滑润，脉象浮紧；如风重于寒，主要症状是发热汗出，恶风不恶寒，只头额微胀微疼，无肢体痠痛症状，咳嗽痰黏，舌苔薄白而滑，脉象浮缓或浮数。治疗法则，宜辛温解表。选用方药如下 ：

苏羌饮（《松峰说疫》）主治头痛身痛，恶寒发热无汗，咳嗽痰稀，舌苔薄白而滑，脉象浮紧。

处方：苏叶 10 克　羌活 10 克　防风 10 克　橘皮 10 克

淡豆豉 12 克　生姜 10 克　小葱五根　甘草 6 克　水轻煎，温服

若头额痛较甚，或巅顶作痛，恶寒发热，鼻塞作嚏，流清涕，咳嗽痰稀，舌苔薄白，脉象浮滑的可用川芎茶调散。

川芎茶调散（《局方》）主治风邪所致偏正头痛，或巅顶作痛，或恶寒发热，鼻塞，咳嗽等证。

处方：川芎 12 克　荆芥 10 克　薄荷 10 克　防风 10 克　细辛 3 克　羌活 10 克　炙甘草 6 克　茶叶 3 克　水轻煎，温服

若冒雨感受寒湿，头疼体痛，兼咳嗽有痰的可用荆防败毒散。

荆防败毒散（《医学正传》）主治感冒风寒湿甚者，恶寒发热无汗，头身疼痛，鼻塞，咳嗽等证。

处方：荆芥 10 克　防风 10 克　羌活 10 克　独活 10 克　柴胡 12 克　前胡 12 克　川芎 10 克　炒枳壳 10 克　桔梗 10 克　茯苓 12 克　甘草 6 克　水煎，温服

加减法：体质虚弱之人加南沙参 12 克，减去荆芥、防风、独活，酌加苏叶 6 克、生姜三片；痰多的加法半夏 10 克。

若风寒犯肺，咳喘痰多的可用金沸草散或杏苏饮。

金沸草散（《类证活人书》）主治风寒感冒，恶寒发热，咳嗽痰多，鼻寒头痛等证。

处方：金沸草 12 克　前胡 12 克　荆芥 10 克　细辛 3 克　法半夏 10 克　茯苓 12 克　甘草 6 克　大枣 10 克　生姜 10 克　水煎，温服

杏苏散（《温病条辨》）主治外感凉燥，恶寒无汗，咳嗽痰稀，鼻塞头痛等证。

处方：杏仁 10 克　苏叶 10 克　法半夏 10 克　茯苓 12 克　前胡 12 克　桔梗 10 克　炒枳壳 10 克　橘皮 10 克　甘草 6 克　大枣 10 克　生姜 12 克　水煎，温服

若外感风寒，内停水饮，恶寒发热，无汗，咳嗽喘息，痰

多而稀，舌苔润滑，不渴，脉象浮紧的可用小青龙汤。此方亦治痰饮喘咳无表证，或身体疼重，肌肤悉肿者。

小青龙汤（《伤寒论》）。主治：外感风寒，内停水饮，恶寒发热，无汗，咳嗽，痰白清稀，甚或喘不得卧等证。

处方：麻黄 10 克　桂枝 10 克　白芍 10 克　细辛 3 克　干姜 10 克　五味子 6 克　法半夏 10 克　炙甘草 6 克　水煎，温服

加减法：渴者加天花粉 12 克；若小便不利，少腹胀满的去麻黄，加茯苓 12 克；若喘者加杏仁 12 克；虚体人可酌减麻黄为 3～6 克。

若外感风寒，咳嗽喘急，发热恶寒，无汗，身体疼痛，烦躁口渴，脉浮紧的可用大青龙汤。

大青龙汤（《伤寒论》）主治外感风寒，表实无汗，兼有里热者。

处方：麻黄 12 克　桂枝 6 克　炙甘草 6 克　杏仁 10 克　生石膏 30 克　生姜 10 克　大枣 10 克

煎法：先煎麻黄一、二沸，去上沫，后入他药再煎半小时，取汁温服，得微汗。（凡用麻黄皆宜先煎去沫，因沫令人呕恶，去沫可减轻麻黄发散之力）

加减法：虚人麻黄减为 6 克，若痰多干呕者加法半夏。

若感冒风寒，鼻塞声重，咳嗽喘息，语音不出，或伤风伤冷，头痛目眩，四肢拘倦，咳嗽多痰，胸满气短的可用三拗汤。

三拗汤（《局方》）主治感冒风寒，头疼身痛，喘咳胸满，痰稀白者。

处方：麻黄 10 克　杏仁 10 克　炙甘草 6 克

加减法：虚人麻黄减为 6 克，咳嗽痰多者加法半夏 10 克。

若感冒风寒，有痰咳嗽，久疗不愈者，可用华盖散。

华盖散（《博济方》）主治风寒束肺，咳嗽上气，胸膈烦

满，鼻塞声重等证。

处方：麻黄 6 克　杏仁 10 克　苏子（炒）12 克　赤茯苓 12 克　橘红 10 克　炙桑白皮 12 克　炙甘草 6 克

若风重于寒，头额微胀微疼，发热汗出，恶风，咳嗽，脉象浮缓的可用荆桂汤。

荆桂汤（自拟方）主治感冒风重于寒，头痛，发热汗出，恶风，咳嗽，脉浮缓者。

处方：荆芥 6 克　防风 10 克　桂枝 10 克　白芍 10 克　细辛 3 克　炙甘草 6 克

加减法：咳嗽痰多者加法半夏 10 克；咳嗽喘息者去荆芥、防风，加杏仁 10 克、厚朴 10 克。

小结：风寒咳嗽重证，是外感风寒比轻证较重而言。病轻用药宜轻，病重用药宜重。病轻药重，对身体带来损伤；病重药轻，不能达到药到病除之目的。风寒袭人是由皮毛而入，“皮毛者肺之合也”，风寒由皮毛而入首先犯肺，肺为娇脏，最易引起咳嗽。治宜辛温解表，使风寒之邪仍由皮毛微汗而解。

风寒咳嗽轻证，头部只有微胀微疼，轻微咳嗽。风寒咳嗽重证，不仅头疼较剧，而且肢体痠痛，咳嗽较重。因此，选用苏羌饮、川芎茶调散、荆防败毒散，三方皆用除寒湿的羌活，感冒风寒挟湿而引起咳嗽的较为恰当。若冒雨感受寒湿而引起的咳嗽，尤为相宜。三方主证皆有头痛或体痛的症状。如冒雨感受寒湿，除头痛、肢体痠痛外，还有头重或肢体困重之感，这是临证时应该加以区别的。金沸草散为治风寒咳嗽平和之剂，杏苏散为治感冒痰多而引起的喘咳较为相宜，若外感风寒，内停水饮，引起喘咳的，非用小青龙不能收效，若外感风寒，咳嗽喘急，肺胃燥热，烦躁口渴的，当以大青龙汤为好。三拗汤为风寒犯肺，郁而化燥，引起喘咳而设。华盖散为风寒感冒失治，引起久咳不愈而立。至于荆桂汤，是治风重于寒的咳嗽病。风寒咳嗽以治寒为主，风重于寒的不多见，聊备一格。

（二）风热咳嗽

风热咳嗽的症状为鼻塞流涕，初起流清涕，以后流黄色浓涕，鼻出热气，作嚏，声重，发热恶风，出汗，口干或苦，咳嗽痰稠，甚则咽喉干痛，声音嘶嗄，面红眼赤，鼻衄。如热伤肺络，则痰中带血，舌苔满布白腻或微黄，脉象浮洪或滑数。治宜辛凉解表。

1. 风热咳嗽轻证

其临床表现为发热恶风较轻，微汗出，鼻塞，声重，初起流清涕，喷嚏，久则流黄色浓涕，咳嗽痰稀，口干，小便色淡黄，舌苔白薄或黄滑，脉象寸关浮微数，或微洪数。治疗宜辛凉轻剂解表，可选用桑菊饮或银翘散。

桑菊饮（《温病条辨》）主治风热咳嗽，微热，口微渴，舌苔黄薄，脉象浮数。

处方：桑叶 10 克　菊花 12 克　杏仁 10 克　桔梗 10 克　连翘 12 克　薄荷 6 克　甘草 6 克　苇茎 15 克　水轻煎服

加减法：如气粗似喘，烦渴脉洪者，加生石膏 15 克、知母 10 克；舌绛，夜间发热者，去薄荷，加玄参 12 克、麦冬 12 克。

银翘散（《温病条辨》）主治头痛身热，有汗，或微恶风寒，或但热不寒而渴，脉浮微数，咳嗽痰黏。

处方：银花 15 克　连翘 15 克　桔梗 10 克　牛蒡子 10 克　薄荷 10 克　荆芥穗 6 克　淡竹叶 10 克　淡豆豉 12 克　甘草 6 克　水煎，香气大出即取服，勿久煎

加减法：胸闷加藿香 10 克、郁金 10 克；口渴加花粉 10 克；项肿咽痛加马勃 10 克、玄参 12 克；鼻衄者去荆芥穗、淡豆豉，加白茅根 30 克、侧柏叶 30 克；咳喘加杏仁 10 克、厚朴 10 克。

凡风热咳嗽，初起病轻，治宜辛凉轻剂，可用银翘散辛凉

解表。药后若病势已减，可用辛凉轻剂桑菊饮以善其后。若热郁上焦，外感风热未解，用银翘散、桑菊饮，病重药轻，不能中病，治宜清凉解散，可用清心凉膈散。

清心凉膈散（洁古方）主治头晕目眩，发热烦躁，或微恶风，口干苦或渴，舌苔白腻或微黄色，脉象浮数或浮滑，咳嗽，吐痰不利。

处方：连翘 12 克　黄芩 10 克　山栀子 10 克　薄荷 10 克　桔梗 10 克　淡竹叶 10 克　甘草 6 克　蜂蜜一匙　水煎服

2. 风热咳嗽重证

其临床表现为鼻出热气，发热，出汗，恶风不恶寒，口干苦或渴，咳嗽痰稠，甚则喉痛，面赤，眼干涩，声音嘶嗄，鼻衄。如热伤肺络，则痰中带血，舌上白苔满布或微黄，脉象浮洪滑数。治疗以清凉宣散为主，可用栀芩清肺饮或清肺解毒汤；如火热内炽吐血者，治宜凉血清火，可用犀角地黄汤或丹溪咯血方。

栀芩清肺饮（《症因脉治》）主治风热咳嗽，面赤身热，烦躁喘急，脉滑数有力，舌苔白腻或罩黄。

处方：山栀子 10 克　黄芩 10 克　桔梗 10 克　薄荷 10 克　甘草 6 克　杏仁 10 克　花粉 10 克　水煎服

清肺解毒汤（自拟方）主治肺系感受风热，咳嗽唾黄绿色稠痰，或胸胁疼痛，痰中带血。

处方：野菊花 15 克　黄芩 12 克　竹柴胡 15 克　紫花地丁 30 克　薄荷 10 克　大青叶 30 克　甘草 6 克　银花藤 30 克　车前草 30 克　水煎服

加减法：痰中带血者去柴胡、黄芩，加焦山栀 10 克　大小蓟各 15 克　白茅根 30 克。

犀角地黄汤（《千金方》）主治热咳，身热面赤，烦躁，口渴，痰中带血，脉洪数有力。

处方：乌犀角 1 克（研末冲服，现临床用水牛角 30 克或

玳瑁 15 克代替）生地 30 克　白芍 12 克　牡丹皮 10 克　水煎，日三次

咯血方（朱丹溪）主治痰血。

处方：青黛 6 克（冲服）　诃子 10 克　瓜蒌仁（去油）10 克　海浮石 10 克　焦山栀 10 克

加减法：大便干结者去诃子，加酒制大黄 10 克；口干渴者加花粉 10 克、浙贝母 12 克；小便黄少者去诃子，加白茅根、车前草各 30 克。

小结：风热咳嗽，是指外感风热犯肺而引起的咳嗽病。外感风热之邪由口鼻侵犯肺系。“肺主皮毛”，“肺气通于鼻”，皮毛和鼻这是两条不同的途径，均能感受外邪侵犯肺脏而引起咳嗽。风寒犯肺，治宜辛凉解表，使风寒之邪，辛散而祛；风热犯肺，治宜辛凉解表，使风热之邪清凉宣散而解，凡外感风寒必须外解。若湿邪在表的由表解，在里的由里解，燥火热三邪由表入里，则必须由里而清，这是六淫之邪来路和去路，走错了路，是不能治好病的。

风热咳嗽，初起病轻之时，宜用银翘散或桑菊饮辛凉解表，若热郁上焦，宜清凉宣散，轻则用清心凉膈散，重则用栀芩清肺饮或清肺解毒汤，若火热内炽，以致吐血者，治宜凉血清火，可用犀角地黄汤或丹溪咯血方。

总之，风邪为寒热兼有之邪，风寒咳嗽，则风从寒化，治法以散寒为主，宜辛温解表；风热咳嗽，则风从热化，治疗以清热为主，宜辛凉解表；里热较重者，治宜清凉宣散；若火热内炽而致咯血者，治宜凉血清火。医家必须根据病情的变化，辨明表里寒热虚实，决定治疗方法，才能取效。

（三）燥咳

燥是秋天之主气，外感燥邪最易引起咳嗽。因燥邪伤上，大凡平素肺阴不足，津液素亏之人，肺必首先受邪，故咳嗽为其主证。在治疗法则上宜轻宣润燥，方药可用桑杏汤、翘荷

汤、燥咳宣润汤。燥邪虽属冷寒，却易火化，所以用轻宣润燥剂治燥咳。若入秋之后，久晴不雨，燥邪伤肺，燥气化火。其见证为头痛身热，干咳少痰，或吐痰胶黏，心烦口渴，喜欢清凉，小便赤涩，或痰带血丝，舌苔薄白而燥，或黄色少津，边尖俱红，右脉数大或浮急。在治疗上宜清宣润燥，方药可用清燥救肺汤、沙参麦冬汤、贝母散、二冬清肺汤、肺炎清解汤等。治疗燥咳，还有甘寒滋润之法，主要用于内燥。凡大病中用药克伐太过，或吐利重伤津液，或房劳过度，以及嗜食烟酒炙煿等一切辛辣之物，耗损真阴，皆足以引起内燥。这里所论述的是指外感燥邪所致的咳嗽。

桑杏汤（《温病条辨》）主治外感温燥，头痛身热，口渴，干咳无痰，或痰少而黏，舌红，苔薄白而燥，脉浮数。

处方：桑叶 10 克　杏仁 10 克　沙参 12 克　象贝母 10 克　香豉 10 克　栀皮 10 克　梨皮 16 克

水二杯，煎取一杯，顿服之，重者再作服。

翘荷汤（《温病条辨》）主治燥气化火，咳唾稠痰，清窍不利，耳鸣目赤，龈肿咽痛等证。

处方：薄荷 10 克　连翘 12 克　生甘草 6 克　黑栀皮 10 克　桔梗 12 克　绿豆皮 18 克

水二杯，煎取一杯，顿服之。日服二剂，重者日服三剂（因药的气味俱轻，只煎一次，顿服即可，若煎二三次则气味已失）。

燥咳宣润汤（自拟方）主治口苦咽干，干咳无痰，或吐痰色黄质稠，发热等证。

处方：玄参 20 克　麦冬 12 克　桔梗 10 克　甘草 6 克　杏仁 10 克　连翘 12 克　薄荷 10 克　蝉衣 6 克　黄芩 10 克　苇根 30 克

水煎，日服二次，甚者日夜服二剂。

清燥救肺汤（《医门法律》）主治温燥伤肺，初起头痛身热，干咳无咳，气逆而喘，咽喉干燥，鼻燥，胸满胁痛，心烦口渴，舌苔薄白而燥，边尖俱红。

处方；冬桑叶 10 克　生石膏 15 克　沙参 6 克　甘草 6 克　火麻仁 8 克　阿胶 3 克（烊化兑服）　麦冬 10 克　杏仁 6 克　枇杷叶 15 克

水二杯，煎取一杯，频频热服。

加减法：咳多者加贝母、瓜蒌皮；血分有热者加生地黄；热甚者加犀角、羚羊角、或牛黄（现临床用水牛角代犀角，黄羊角代羚羊角，人工牛黄代牛黄）。

说明：本方只宜于温燥，若是凉燥，切勿误用。

沙参麦冬汤（《温病条辨》）主治燥邪耗伤肺胃阴液，咽干口渴，干咳少痰，或有发热，舌光绛而干者。

处方：沙参 12 克　玉竹 8 克　生甘草 5 克　冬桑叶 10 克　麦冬 10 克　生扁豆 10 克　花粉 8 克　水二杯，煮取一杯，日再服。

加减法：虚热久咳者加地骨皮 10 克。

贝母散（《证治准绳》）主治燥咳久嗽，气急痰稠，燥从火化轻者。

处方：川贝母粉 6 克（冲服）　杏仁 10 克　麦冬 12 克　冬花 10 克　紫菀 12 克（原为散剂，今改为汤剂）

每日一剂，煎三次服。

二冬清肺汤（《证治准绳》）主治燥热咳嗽，咳吐稠痰不爽利，口渴唇焦，舌红少津，脉象急数。

处方：天门冬 12 克　麦门冬 12 克　浙贝母 10 克　川贝母粉 6 克（冲服）　桑白皮 12 克　地骨皮 15 克　冬花 10 克　大力子 10 克　杏仁 10 克　桔梗 10 克　马兜铃 10 克　甘草 6 克

每日一剂，煎三次服。

肺炎清解汤（今人张公让方）主治燥热咳嗽，痰稠，舌苔黄腻，脉浮滑数。

处方：芦根 30 克　苡仁 30 克　冬瓜仁 25 克　天竺黄 12 克　川贝母粉 6 克（冲服）　桑白皮 12 克

每日一剂，煎三次服。

加减法：热甚者加地龙 10 克；咳喘多痰者加前胡 10 克、杏仁 10 克，或加瓜蒌皮 12 克、菊花 12 克、甘草 6 克；小便黄少者加车前草 30 克；大便秘结者加瓜蒌仁 12 克。

小结：喻嘉言立燥气论，拟清燥救肺汤，其方甘润微寒；叶香岩有燥气化火之说，其方辛凉甘润；吴鞠通《温病条辨》说："大抵春秋二令，气候较夏冬偏寒偏热为平和，其由于伏气自病之燥证，初起必在肺卫"。燥气起于秋分以后，小雪以前，阳明燥金凉气司令。《内经》曰："阳明之胜，清发于中，左胠胁痛……胸中不便，嗌塞而咳。"又《天元纪》、《气交变》、《六微旨》等篇，平列六气，燥气之为病，与诸气同。从临床实践中，燥咳不仅是秋天有，一年四季也有发病者，故必须辨证施治，方可无误。

燥咳一证，由本气自病者轻，由伏气而病者重。以上各方，皆为治本气自病之燥咳证。桑杏汤、翘荷汤、燥咳宣润汤等清解凉润，适用于温燥初起者；清燥救肺汤、沙参麦冬汤、贝母散、二冬清肺汤、肺炎清解汤等清肺润燥，适用于燥热伤肺，热甚伤阴者。至于伏气为病属内燥，治宜甘寒滋润，则不在此论述。

外感咳嗽结语

上面所说外感咳嗽，分风寒、风热、燥咳三类、喻嘉言《医门法律·咳嗽论》指出："六气主病，风火热湿燥寒，皆能乘肺，皆足致咳"，这就足以说明以上三类咳嗽，但不能包括所有外感咳嗽病，故有必要进一步探讨和研究。兹将《伤寒论》中有关咳嗽条文，摘录如下，以补三类外感咳嗽之不足。还有湿热病所致咳嗽尚未论及，不免挂一漏万。

第40条："伤寒表不解，心下有水气，干呕发热而咳，或渴，或利，或噎，或小便不利，少腹满，或喘者，小青龙汤主之"。

第41条："伤寒心下有水气，咳而微喘，发热不渴，服汤已渴者，此寒去欲解也"。

第43条："太阳病下之微喘者，表未解故也，桂枝加厚朴杏子汤主之"。

第96条："伤寒五六日中风，往来寒热，胸胁苦满，嘿嘿不欲食，心烦喜呕，或胸中烦而不呕，或渴，或腹中痛，或胁下痞鞕，或心下悸，小便不利，或不渴，身有微热，或咳者，小柴胡汤主之"。

第197条："阳明病，反无汗，而小便利，二三日呕而咳，手足厥者，必苦头痛。若不咳不呕，手足不厥者，头不痛"。

第198条："阳明病，但头眩不恶寒，故能食而咳，其人咽必痛。若不咳者咽不痛"。

第284条："少阴病，咳而下利谵语者，被火气劫故也，小便必难，以强责少阴汗故也"。

第316条："少阴病，二三日不已，至四五日腹痛，小便不利，四肢沉重疼痛，自下利者，此为有水气，其人或咳，或小便不利，或下利，或呕者，真武汤主之"。

第318条："少阴病，四逆，其人或咳，或悸，或小便不利，或腹中痛，或泄利下重者，四逆散主之"。

第319条："少阴病，下利六七日，咳而呕渴，心烦不得眠者，猪苓汤主之"。

研究《伤寒论》有关咳嗽的条文，可以扩大治疗外感咳嗽的思路，是有参考价值的。

二、内伤咳嗽

内伤咳嗽，指非外感咳嗽而言。凡七情、饮食所伤；或痰饮；或虚劳；或虽由外感引发，也是以内伤为主，外因是标，内因是本。内伤咳嗽，包括范围极为广泛，兹分别叙述如下：

（一）阳虚咳嗽

阳虚咳嗽，或称虚寒咳嗽。其临床表现为咳嗽气促，痰多而稀，旋滑易出，多伴呕恶冷沫，大便溏泄，小便清长，面色萎黄，肢冷嗜卧，少气少食，胸膈痞满，舌苔白滑，舌质淡嫩，脉象沉缓微弱。治疗以温补阳气为主。脾阳虚宜用二术二陈汤，或加味理中汤；肾阳虚宜用右归饮；阳虚血弱者宜金水六君煎。

二术二陈汤（《医通》）主治痰饮咳嗽，咳吐稀痰，胸胁胀闷，呕恶少食，舌苔白滑，脉象缓弱。

处方：白术 6 克　茅苍术 6 克　陈皮 10 克　法半夏 10 克　茯苓 12 克　炙甘草 3 克　生姜 3 片　水煎服

加味理中汤（《金匮翼》）主治脾虚咳嗽，痰多而稀，胸闷食少，大便不实，舌苔白滑，脉象微弱。

处方：党参 10 克　炒白术 10 克　干姜 6 克　炙甘草 6 克　法半夏 10 克　茯苓 12 克　细辛 3 克　五味子 6 克　生姜 10 克　大枣 6 克　水煎服

右归饮（《景岳全书》）主治咳嗽痰多，气短心悸，倦怠畏寒，不思饮食，舌苔白薄，脉细无力。

处方：熟地黄 12 克　怀山药 10 克　枸杞子 10 克　炒杜仲 12 克　枣皮 10 克　炙甘草 3 克　肉桂 3 克　制附片 12 克（先煎一小时）　水煎服（原方减当归、鹿角胶、菟丝子，加炙甘草而成）

金水六君煎（《景岳全书》）主治阳虚血弱，或年老体虚，咳嗽呕恶，气喘痰多，舌苔薄白，脉象细弱。

处方：熟地黄 20 克　当归 10 克　白术 10 克　陈皮 10 克　法半夏 10 克　茯苓 10 克　党参 10 克　炙甘草 6 克　大枣 10 克　生姜 10 克　水煎服

（二）阴虚咳嗽

阴虚咳嗽，或称虚热咳嗽。证见咳嗽声哑，吐痰胶黏，咽喉干痛，烦躁不宁，大便干结，甚者口苦口疮，潮热喜冷，咳吐浓痰带血，舌绛苔黄，脉多弦细而数或芤数。因咳久肺阴受损，治疗以滋润养阴为主，切忌香燥劫气之品。阴虚肺热，口干或渴，痰中带血，舌赤少津，左脉弦细而数，右脉寸关浮数无力，宜用养阴清肺汤。如水亏火盛，口干苦，咳吐浓痰，心中烦热，小便黄少，大便干燥，舌绛无苔，脉象弦数，宜用加减一阴煎。如阴虚久咳，痰稠不易唾出，口干渴，舌红苔黄腻，脉象虚数，宜用噙化丸。至于久咳羸瘦，已成痨证，详痨瘵门。

养阴清肺汤（《重楼玉钥》）主治阴虚肺热，咳嗽痰稠，咽干口燥，喉痛声嘶，舌绛少津，脉象细数。

处方：生地黄 15 克　麦冬 10 克　川贝母粉 6 克（冲服）　白芍 10 克　丹皮 10 克　玄参 12 克　甘草 3 克　薄荷 3 克　水煎服

加减一阴煎（《景岳全书》）主治虚热咳嗽，日久不愈，口咽干痛，潮热出汗，大便秘结，舌绛少津，脉象虚数。

处方：熟地黄 15 克　生地黄 12 克　麦冬 12 克　白芍 12 克　甘草 12 克　知母 12 克　地骨皮 10 克　水煎服

噙化丸（缪仲纯方）主治一切阴虚久咳。

处方：天冬 90 克　麦冬 90 克　桑白皮 90 克　薄荷 60 克　冬花 90 克　百部 90 克　浙贝母 60 克　柿霜 60 克　花粉 60 克　枇杷叶 90 克　桔梗 30 克　紫菀 60 克　玄参 50 克　五味子 30 克　橘红 30 克　甘草 30 克

各研细末，炼蜜为丸，每丸重 3 克，含口中噙化，日服三四次。

小结：阴阳是八纲的总纲，虚实均有，内伤咳嗽，虽多虚候，但临证治疗，必须辨明虚实新久，久咳多内伤，新咳多外感，体虚久咳多虚，新咳体壮多实，但有积劳虚损者，新咳亦多虚，总之，必须脉证合参，辨证施治，不可主观臆断。

（三）积食停饮咳嗽

饮食积滞为什么会发生咳嗽呢？《内经》云：“形寒饮冷则伤肺”，这就是饮食积滞发生咳嗽的理论根据。形寒是外感风寒，饮冷是内伤饮食，风寒无形之邪与饮食有形之邪相合，因而伤肺咳嗽。病人平素不节制饮食，以致脾胃虚弱，运化功能减退，引起营卫失调；或暴饮暴食、停积为患，水道阻滞，妨碍呼吸，皆能发生咳嗽。证见口苦不思食，微恶寒，大便或溏或秘，口干渴者小便必色黄量少，咳嗽吐涎沫，或恶心呕吐，脉象关部沉弦或紧大或涩滞，舌苔白腻或微黄滑。治以消食利水为主，解表为辅，外邪须从外出，内邪须从下出。积食挟外感咳嗽宜柴平汤；停饮挟外感咳嗽宜柴苓汤；积食停饮咳嗽宜柴胡消食汤；积食气滞咳嗽宜三宜汤；积食为主，微有饮邪，宜加味保和汤；积食停饮，脾虚肺实而致咳嗽者，宜健脾理肺汤。

柴平汤。主治：积食挟感引起咳嗽，证见微恶寒，咳嗽唾涎沫，口干苦，不思食，舌苔白腻，脉象弦涩。

处方：柴胡 12 克　黄芩 10 克　法半夏 10 克　茅苍术 10 克　厚朴 10 克　陈皮 10 克　甘草 5 克　苏叶 10 克　生姜 10 克

加减法：口不干苦者去黄芩；积食较重，胃脘胀满或疼痛，或恶心呕吐，或呃逆欲吐者加焦山楂 12 克、谷麦芽各 15 克、建神曲 12 克；若虚人或老年人有微汗者，减黄芩为 6 克，加南沙参 12 克；咳嗽较甚者，加前胡 12 克、紫菀 12 克、冬花 10 克。

柴苓汤。主治：水饮犯肺，上气咳逆，唾涎沫，微恶风寒，口干微渴，小便色黄不畅，舌苔淡黄滑腻，脉象濡滞。

处方：柴胡 12 克　黄芩 10 克　法半夏 10 克　桂枝 10 克　茯苓 12 克　猪苓 10 克　茅苍术 10 克　泽泻 12 克

加减法：口不干苦者去黄芩；喘咳不思食者加陈皮 10 克、

苏子 12 克；恶寒较甚者加苏叶 10 克、生姜 10 克；虚体人或老年人有汗者加南沙参 10～12 克。

三宜汤。主治：积食咳嗽，上气喘逆，吐涎沫，微恶寒，噫气，脘腹胀痛，口干苦，不思食，或大便秘结，或大便稀溏，小便色淡黄，舌苔白腻，脉象关部弦涩或紧大。

处方：广藿香 12 克　广木香 10 克　苏梗 12 克　茅术 10 克　茯苓 12 克　厚朴 10 克　法半夏 10 克　黄芩 10 克　前胡 12 克　生姜 10 克

加减法：口不干苦者去黄芩；大便秘者去藿香；大便溏，喘逆不甚者去厚朴；腹满较轻者减木香为 6 克；恶寒较甚者去苏梗，加苏叶 10 克；体虚者或老年人自汗者，加南沙参 10～12 克。

加味保和汤。主治：伤食停饮咳嗽。

处方：焦山栀 12 克　神曲 12 克　炒莱菔子 15 克　法半夏 10 克　陈橘皮 12 克　茯苓 12 克　紫菀 12 克　冬花 10 克

加减法：喘咳者加苏子 12 克、厚朴 10 克；微恶寒者加苏叶 10 克、生姜 10 克；体虚或老年人有汗者加南沙参 10～12 克；小便色黄量少者加车前草 30 克。

健脾理肺汤。主治：脾虚肺实咳嗽。证见喘咳痰多，口干微渴，胃纳欠佳，小便色黄，大便溏稀，脉象濡弱。

处方：茯苓 12 克　炒白术 10 克　法半夏 10 克　橘红 12 克　杏仁 10 克　川贝母粉 6 克（冲服）　甘草 6 克　竹茹 10 克　冬瓜仁 30 克　苡仁 25 克　扁豆 12 克　瓦楞子 15 克

说明：上面的方剂是从古方和时方化裁而成的，故未写方剂的出处。

小结：积食停饮咳嗽，是内伤咳嗽中经常容易见到的一种疾患，往往伴有发热恶寒之外感症状，但积食停饮是病之本，其他症是标。

（四）喘证

《素问·脏气法时论》："肺病者，喘咳逆气，肩背痛，汗出……肾病者，腹大，胫肿，喘咳，身重”。《痹论》：“肺痹者，烦满，喘而呕”、“心痹者，脉不通，烦则心下鼓，暴上气而喘”。《举痛论》：“劳则喘息汗出，外内皆越，故气耗矣”。《太阴阳明论》篇：“犯贼风虚邪者，阳受之……阳受之则入六腑……入六腑则身热，不时卧，上为喘呼”。《玉机真脏论》：“大骨枯槁，大肉陷下，胸中气满，喘息不便，其气动形，期六月死；真脏脉见，乃予之期日。”《逆调论》：“夫不得卧，卧则喘者，是水气之客也”。以上各论可见喘证以肺为主，与心肾痰有关。又指出有虚证（虚劳）、有实证（外感、热病）、有久病（痰饮水气）等之别。《金匮》在此基础上提出血痹、虚劳、肺痿、肺痈、咳逆上气、痰饮水气等篇各喘证症状和治疗方法 。

喘分虚实两大类，在表者为实，在里者为虚，邪盛者为实，无邪者为虚，新病多实，久病多虚，在肺多实，在肾多虚。

1. 实喘

外感实邪喘咳，多因风寒外束，舌苔薄白，脉象浮紧或浮数，恶寒无汗，头疼身痛，治宜发汗平喘，宜麻黄汤。若因邪热迫肺者，必见舌绛苔黄，或黄白兼见，脉象滑数或洪大有力，痰浓稠或色黄成块，身热，烦渴引饮。若寒包热者，郁热不甚，宜华盖散。若热甚见心烦口渴，脉浮洪者，宜大青龙汤。若邪热迫肺，喘咳，发热汗出，口干微渴者，宜麻杏石甘汤清肺解热；喘急不甚者，宜泻白散。若高热烦渴引饮，脉象洪大有力，舌苔白燥者，宜白虎汤。

麻黄汤（《伤寒论》）主治风寒外束，喘急咳嗽，恶寒无汗，发热，头疼身痛，舌苔薄白，脉象浮紧。

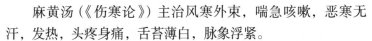

处方：麻黄 10 克　杏仁 10 克　桂枝 8 克　炙甘草 6 克　水煎，温服，卧取微汗

华盖散（《局方》）主治风寒外束，肺有郁热，咳嗽喘急，口干，脉浮数。

处方：麻黄 10 克　杏仁 10 克　桑白皮 10 克　苏子 10 克　陈皮 10 克　茯苓 10 克　甘草 6 克　水煎服

大青龙汤（《伤寒论》）主治麻黄汤证兼见心烦口渴，脉浮洪有力，此风寒包热之证。

处方：见外感风寒咳嗽重证。

麻杏石甘汤（《伤寒论》）主治热证喘急咳嗽，邪热迫肺，烦渴引饮，汗出，身无大热，舌苔白燥，脉洪数有力。

处方：麻黄 10 克　杏仁 10 克　甘草 10 克　生石膏 30 克　水煎服

泻白散（《药证直诀》）主治热喘轻证，微热咳嗽，气喘口干，脉象浮数。

处方：地骨皮 10 克　桑白皮 10 克　甘草 6 克　粳米适量　水煎服

2. 虚喘

呼吸气促，声低息短，提气若不能升，吞气若不能降，若劳动重则加剧，以引长一息为快。喘促时轻时重，甚则气不能接续，通夜难眠。虚喘有阳虚阴虚之别。

（1）阳虚

或因水邪上干，或因肾虚不纳，肢冷溏泄，不思饮食，或气上冲胸，或起则头眩，或小便不利，甚则胫肿腹大，脉沉微弱无神，或脉伏欲绝。治以温补阳气为主。脾肾阳虚者，喘促头眩，大便不利，或手足微肿，宜用真武汤温阳化湿。肺脾两虚者，寒痰壅滞，喘咳痰多而稀，宜用苓甘五味姜辛夏杏汤温散寒饮。肾气不摄，喘逆大作者，宜用参赭镇气汤镇摄降逆。若脾肾阳虚重证，喘促气短，大便溏泄，四肢厥冷，脉沉欲绝，急用黑锡丹扶危救脱。

苓桂术甘汤（《伤寒论》）主治脾阳虚，水邪干肺，心下逆满短气，起则头眩，小便不利，脉象沉紧。

处方：茯苓 15 克　桂枝 10 克　白术 12 克　炙甘草 10 克

水煎服

真武汤（《伤寒论》）主治脾肾阳虚，喘促头眩，小便不利，或手足微肿，脉沉弦或沉微。

处方：茯苓 12 克　白芍 10 克　白术 12 克　制附片 12 克（先煎一小时）　生姜 10 克　水煎服

苓甘五味姜辛夏杏汤（《金匮》）主治肺脾气虚，寒痰壅滞，喘咳痰多而稀，心悸呕恶，胸膈痞闷。

处方：茯苓 12 克　炙甘草 6 克　干姜 6 克　五味子 5 克　细辛 3 克　法半夏 10 克　杏仁 10 克　水煎服

参赭镇气汤（《医学衷中参西录》）主治肾虚不摄，喘逆大作，脉浮微数，按之即无。

处方：党参 10 克　白芍 10 克　芡实 12 克　山药 12 克　代赭石 15 克　山萸肉 15 克　龙骨 15 克　牡蛎 15 克　苏子 8 克　水煎服

黑锡丹（《局方》）主治喘促气短，大便溏泄，四肢厥冷，脉沉欲绝，虚脱危候。此方镇纳肾虚阳浮。

处方：黑锡 60 克　硫黄 60 克　胡芦巴 30 克　破故纸 30 克　茴香 30 克　沉香 30 克　广木香 30 克　炮附子 30 克　金铃子 30 克　肉豆蔻（煨）30 克　肉桂 15 克

制法和服法：先将黑锡和硫黄放在新铁锅中炒热结成砂子，放地上出火毒，研为极细末，余药也研成极细末，然后和匀再研至黑色光亮为度，用酒糊为丸，如梧桐子大，阴干，入布袋内搽令光莹，每服三四丸，空腹用淡盐汤或枣汤送下，急症可服至百丸（约 6～9 克），一方有阳起石 30 克，助阳温肾之力量更强。对肾虚有寒，及虚阳浮越的上实下虚证有效。若治阴火冲逆，真阳暴脱，痰鸣气喘的证候用人参 6 克煎汤送服更好（市上有黑锡丹成药出售）。

（2）阴虚

阴虚肺燥的原因，张景岳说："肾水不能制火，所以克金，阴虚不能化气，所以病燥，故为咳嗽喘促。”阴虚的症状是每经轻微劳累或饥饿时，则易泄精大汗，妇女在月经后容易引起，多兼咽干口燥，咳嗽痰少，面赤烦躁，甚或咽喉生疮，声音嘶哑，脉多浮洪芤大或弦数无力。若脉往来弦强极大极数，为真阴虚极，此真脏脉见，治疗以养阴益血为主。若阴虚脉弱，宜用生脉散。若血虚肺燥，宜百合固金汤。有热者宜清燥救肺汤。肝肾虚衰，气不纳者，宜用薯蓣纳气汤，养阴敛镇。若阴阳俱虚者，宜崔氏八味丸。真元虚弱，阴阳两虚，喘息频作者，宜用河车大造丸。

生脉散（《内外伤辨惑论》）主治阴虚少气，气短倦怠，口干多汗，脉象虚弱。

处方：沙参 15 克　麦冬 12 克　五味子 6 克　水煎服

百合固金汤（赵蕺庵方）主治血虚肺燥，喘咳咽干，脉象细数。

处方：百合　当归　白芍　贝母　甘草　麦冬　生地　熟地　玄参　桔梗各 6 克

加减法：痰中带血者去当归，加阿胶、白及。

清燥救肺汤（《医门法律》）主治阴虚有热，喘咳痰稠，口燥咽干，脉象细数有力。

处方：桑叶 10 克　生石膏 20 克　甘草 3 克　芝麻 3 克　阿胶 2.5 克（烊化兑服）　麦冬　杏仁　沙参各 6 克　枇杷叶一片　水煎服（注：芝麻，原方为火麻仁 3 克研）

薯蓣纳气汤（《衷中参西录》）主治肝肾阴虚，自汗盗汗，咳喘痰稠，虚烦不寐，脉弦而数。

处方：山药　熟地黄　龙骨各 15 克　枣皮　柿霜饼　白芍各 10 克　牛蒡子　苏子　甘草各 6 克　水煎服

崔氏八味丸（《金匮》）主治肝肾俱虚，咳喘痰多，脉沉细微，或面目四肢浮肿。

处方：熟地黄 15 克　牡丹皮 10 克　山茱萸 12 克　山药

15克　茯苓12克　泽泻12克　肉桂3克　制附片12克（先煎一小时）（加五味子更好）

河车再造丸（王恶山加减吴五求方）主治阴阳两亏，真元虚弱，喘息频作。

处方：熟地黄60克　生地黄　枸杞子各45克　天冬　当归　牛膝　五味子　肉苁蓉　黄柏　锁阳各22克　杜仲30克　紫河车一具

各药研末蜜丸，每服6～9克，每日服二三次，温开水送下。

（五）哮证

哮证古人包括于喘证中，《素问·至真要大论》："太阴之复，湿变乃举，饮发于中，咳喘有声"。又《五常政大论》："其病喘喝，胸凭仰息"。《金匮》："喘而上气，喉中水鸡声。"明·虞天民《医学正传》指出："哮以声响言，喘以气息言"。《医宗金鉴》："呼吸气出急促者，谓之喘。若更喉中有声响者，谓之哮吼。"文献上喘咳有声、喘喝、喉中水鸡声，皆指哮喘，因哮多兼喘，而喘有不兼哮者。因此，应分别论治。

引起哮证的病因有三：一为外感风寒失表，致寒束于外，痰火内郁闭拒气道；一为患哮失治，痰饮内伏，结成窠臼，存在终身，因气候转变或感风寒，或不慎饮食，过吃生冷盐醋糖酒等，以及七情所犯而引起；一为幼稚夭哮，大多与先天有关。

哮证的虚实寒热与轻重险恶、难治易治并同喘证一样。发作时常伴有不能仰卧，短气抬肩，摇身仰息，坐卧不安，喉中声如拽锯，轻则三四日到六七日，重则达半月至一月以上。治疗法则，初起以宣散邪气为主，兼消其痰。久病虚证，则宜扶养正气为主。外感风寒者，宜散寒除饮平喘，方用小青龙汤、射干麻黄汤、或参苏温肺汤。寒包热者，宜越婢加半夏汤、定喘汤。寒哮重症，邪盛正虚者，宜三建膏贴肺俞穴。久病寒哮，遇冷即发，多年不愈者，宜紫金丹。病由痰热内郁，壅滞气道者，宜清热导痰，泻肺平喘，方用桑白皮散、苏子瓜蒌汤、葶苈大枣泻肺汤、人参平喘汤。

小青龙汤（《伤寒论》）主治风寒客表，水饮内停，恶寒发热，无汗，咳嗽喘息，痰多而稀，不渴，苔润滑，脉浮紧等证。以及慢性痰饮喘咳无表证和身体重疼，肌肤悉肿者。

处方：（见外感风寒咳嗽重证）

射干麻黄汤（《金匮》）主治风寒哮喘，咳嗽多痰，喉中痰鸣如水鸡声。

处方：射干　麻黄　生姜各 6 克　细辛　五味子各 3 克　紫菀　冬花　法半夏各 10 克　大枣 2 枚　水煎服

参苏温肺汤（李东垣方）主治风寒哮喘，脉象虚弱。

处方：党参　苏叶　肉桂　甘草　木香　五味子　陈皮　法半夏　桑白皮　冬白术各 6 克　茯苓 15 克　生姜 3 片　水煎服

越婢加半夏汤（《金匮》）主治寒郁内热，哮喘气急，目如脱状，脉象浮大。

处方：麻黄　生姜各 6 克　生石膏 12 克　法半夏 10 克　甘草 3 克　大枣 3 枚　水煎服

定喘汤（《万病回春》）主治寒邪外束，内热不盛，哮喘咳嗽，脉象浮数。

处方：麻黄　法半夏　冬花各 10 克　桑白皮　苏子各 6 克　杏仁　黄芩　甘草各 3 克　白果 21 枚　生姜 3 片　水煎服

三建膏（《医通》）主治寒哮。

处方：天雄　川乌　附子　桂心　官桂　桂枝　细辛　川椒　干姜各 60 克

用麻油熬、去渣，加黄丹收膏，摊贴肺俞穴。

紫金丹（《本事方》）主治寒哮多年不愈，遇冷即发，痰多而稀，无热象者。

处方：红生信石 5 克　淡豆豉（用水略润，以纸挹干研膏）45 克

将二味合杵极匀，以糯米粉糊为丸，如麻子大，每七天到十五天服一次，每服 0.02 克，卧前冷茶送下。

桑白皮汤（《类证治裁》）主治邪热迫肺，痰随火升，引发哮喘，心烦潮热，苔黄痰壅，脉象滑数。

处方：桑白皮　黄芩　黄连　山栀　杏仁　法半夏　苏子各 6 克　生姜 3 片　水煎服

葶苈大枣泻肺汤（《金匮》）主治热痰壅肺，胸膈不利，痰盛喘急不得卧，小便不利，或面目浮肿。

处方：葶苈子 15 克　大枣 6 枚　水煎服

（六）痨瘵

痨瘵病名，始见于陈无择《三因方》，是一种具有传染性的衰弱病，以前概括在虚劳病中。《金匮》虚劳篇详载其症状及病因，不只是痨瘵一种病，凡是慢性病见营养不良，机能衰退之症，古人统称为虚劳。由于痨瘵具有极强的传染性，晋唐医籍如《肘后方》、《诸病源候论》、《外台秘要》等书中，有传尸、尸注、鬼疰、骨蒸、注痛、无辜等不同病名的记载。宋·严用和氏著《济生方》，将古代虚劳病中所包括的传染性慢性衰弱病和非传染性慢性衰弱病分开，并肯定痨瘵与晋唐医家所称的传尸、骨蒸等病同是具有传染性慢性衰弱病症。如“夫痨瘵证为人之大患，凡受此病者，传染不一，积年染疰，甚至灭门。”此后遂用痨瘵病名。金元以后，有不少专论痨瘵的书，如《十药神书》、《理虚元鉴》等，可见中医对痨瘵的认识，是不断有所发现和发展的。

关于痨瘵病因有二：或为接触传染。《肘后方》论尸注、鬼疰，谓“死后复传之旁人，及至灭门”，《医学正传》谓“侍奉亲密之人，或同气连枝之属，熏淘日久，多遭传染，名曰传

尸”。《医宗金鉴》论小儿无辜疳，指出“或因乳母有病，传染小儿。”或为体质素虚，易受传染。如《外台》引苏游论传尸，谓“假如男子因虚损得之，名曰劳极。”由此可见，古人在临床中已认识到患痨瘵病与长期接触痨瘵病人有关，体质素弱是致病的因素。

本病除瘰疬外，以肺痨病为多见。其主要症状是午后发热，自汗盗汗，身体消瘦，咳嗽短气，甚则痰中带血，两颊泛赤，胸部隐痛，饮食少思，声音嘶哑，妇女则月经闭止等。本病有轻重深浅之别，初起常微热微汗，不耐劳动，倦怠乏力，咳嗽时作，当病轻浅之时，亦有调养而自愈者；若稍重则午后潮热，睡即盗汗，咳嗽加剧，胸部隐痛，痰血渐多，饮食减少，身体逐渐消瘦；甚则真阴亏损，壮热骨蒸，盗汗加剧，咳嗽咯血，呼吸急促，食量大减，身体消瘦，四肢无力，并有口干喉痛，多梦失眠，精神苦闷，以及白淫、遗精、经闭等症。若喉哑失声，大肉尽脱，一边侧卧，泄泻不食，气促难眠，面目黧黑，喉痛药难下咽者难治。

其脉象，一般为弦而无力，若脉芤多为失血，数大为阴虚火旺，忽浮涩而数，忽沉弱而缓者，属虚火；洪数变细数，真阴渐亏，其人必渐瘵。若数转缓和，胃气生发，病势转愈。若见短数、弦急、细数、濡数、数大、无根者，为病势转重的脉象。其舌质多淡红或绛红无苔。

治痨之大法有三：一补肾水，二培脾土，三慎调摄。因痨瘵多阴虚阳盛，治宜滋阴降火，消痰和血，忌大寒大热之药，大寒虚其脾土，大热伤其肾阴。若咯血或痰中带血，用十灰散、月华丸、加味犀角地黄汤、白及枇杷丸。若骨蒸潮热，用清骨散、清骨滋肾汤。若咳嗽有痰，用清燥救肺汤、紫菀散、泻肺饮、琼玉膏。若盗汗，用牡蛎散、当归六黄汤。若心神不安，用酸枣仁汤、加减补心丹。若脾胃不和，用平胃散、四君子汤。若失音喉痛，用六味地黄丸滋肾水治本，用通音煎或柳华散治标。同时注意调摄。李梃《医学入门》说："注意保养，节食戒欲，庶可断根。"《全生集》云："调理无间，药饵和平，闲心葆摄。"

十灰散（《十药神书》）主治火痰上涌，吐血、咯血、嗽血。

处方：大蓟、小蓟、侧柏叶、荷叶、白茅根、茜草、大黄、山栀、丹皮、棕榈皮各等分

烧灰存性研末，用纸包放地上一宿去火毒，每服 10～15 克，用童便或藕汁、萝卜汁、或磨京墨半盅调下。

月华丸（《医学心悟》）主治骨蒸劳热，咳嗽痰血，脉象细数。

处方：天冬、麦冬、生地、熟地、山药、百部、沙参川贝、阿胶各 30 克　茯苓、獭干、三七各 15 克

为蜜丸，每服 3 克，日三次，用桑叶、菊花煎汤送服。

加味犀角地黄汤（《理虚元鉴》）主治火痰上涌，陡然血冒，大咯大衄，脉象洪数。

处方：乌犀角 3 克（可用广犀角 10 克代）生地、白芍各 10 克　丹皮、蒲黄（炒）各 6 克　水灯心草、荷叶适量水煎服

白及枇杷丸（《证治要诀》）主治阴虚肺燥，咳嗽痰血。

处方：白及粉 6 克（冲服）枇杷叶 10 克　阿胶 6 克　藕节 30 克　生地 15 克

水煎服，或加重剂量，蜜为丸，每服 6～10 克，日二三次。

清骨散（《证治要诀》）主治骨蒸劳热、脉象弦数。

处方：银柴胡、黄连、秦艽、鳖甲、地骨皮、青蒿、知母各 3 克　甘草 1.5 克

血虚加当归、白芍，咳嗽加阿胶、麦冬、五味子。各研细末，每服 3 克，开水调服。

清骨滋肾汤（《傅青主女科》）主治骨蒸夜热，脉象虚数。

处方：地骨皮 15 克　牡丹皮、麦冬、玄参、沙参各 10 克　白术、石斛各 6 克　五味子 1.5 克　水煎服

清燥救肺汤（《医门法律》）主治痨热喘急，口燥咽干，脉细数有力。

处方：桑叶 10 克　生石膏 10 克　沙参、甘草、杏仁各 3 克　麦冬 6 克　火麻仁（炒研）3 克　阿胶（烊化）2.5 克　枇杷叶一片（去毛蜜炙）　水煎服

紫菀散（王海藏方）主治痨证气虚久咳或喘。

处方：紫菀、党参、阿胶各 3 克　茯苓、知母、麦冬各 5 克　川贝母 4 克　北五味子 18 粒　甘草 1.5 克（一方有桔梗无麦冬）

各研为细末，每次开水调服 3 克，日三服。水煎亦可。

泻肺散（《千金方》）主治痨证、咳嗽、喘急。

处方：百合（清水浸一宿洗净）、紫菀、杏仁、石斛、茯苓、冬花、甘草各等分

共研为细末，每服 3 克，日三次，开水调下。也可用清水煎服。

琼玉膏（《洪氏集验方》）主治干咳无痰。

处方：沙参 180 克　生地黄 1000 克　茯苓 360 克　白蜜 1000 克

先将生地捣汁，入蜜炼稠，再将参苓研末和匀，每服一二匙，日二三次。

牡蛎散（《本事方》）主治盗汗不止，脉虚数无力。

处方：煅牡蛎、麻黄根、黄芪各等分　散剂、煎剂均可

止盗汗方（《胡氏妇女方》）主治虚人盗汗。

处方：煅牡蛎、浮小麦各等分　水煎服

当归六黄汤（《证治汇补》）主治阴虚盗汗。

处方：黄芪 12 克　当归、生地、熟地、黄芩、黄连、黄

柏各3克　水煎服

酸枣仁汤（《金匮》）主治心神恍惚，头目眩晕，虚烦不寐。

处方：酸枣仁15克　甘草、知母、川芎各6克　茯苓12克　水煎服

加减补心丹（《医镜》）主治血虚有热，烦扰不寐。

处方：生地15克　白芍、麦冬、石斛、竹叶、桂圆肉各10克　枣仁、茯苓各12克　牡丹皮6克　炒远志3克　水煎服

平胃散（《局方》）主治胸膈满闷，宿食不消。

处方：苍术10克　厚朴、陈皮、甘草各6克　散剂、煎剂均可

六味地黄丸（《药证直诀》）主治阴虚头目眩晕，口干咽痛，自汗盗汗，亡血燥渴，腰膝疲痛。

处方：熟地250克　山萸肉、山药各125克　丹皮、茯苓、泽泻各60克

蜜丸如梧桐子大，每服6～10克，日二服。

通音煎（《医学心悟》）主治失音。

处方：川贝母、冬花、核桃仁（去皮）各等分为末，白蜜和匀，饭上蒸熟，开水化服。

柳华散（《疡医大全》）主治喉疮，口舌生疮，咽喉肿痛等。

处方：青黛、炒蒲黄、炒黄柏、人中白各30克　冰片1克　硼砂15克　研末吹喉

（七）肺痈

肺痈早见于仲景《杂病论》，并指出了发病或因风寒犯肺；或因外热不解，内热壅闭，热伤血脉，蕴结成痈。证见咳喘胸满，振寒脉数，口干不渴，吐腥臭浊痰，久则吐米粥样脓痰等。外科书又称内痈。

本病初起多见发热恶风，鼻塞，咳嗽，吸气困难，脉多紧数或浮数。久延失治或服发散药后，仍时时振寒发热，咳嗽，声重，出汗，不得卧，咳引胸痛，口燥不渴，吐腥臭稠痰，胸胁胀满，脉滑数或数实。甚则咳吐脓痰，量多腥臭，或吐脓血，胸胁烦满，咳嗽胸痛，胸中甲错、微热等症。

此病宜早治，见咳吐腥臭痰，口干咽燥，胸中隐痛，可用桔梗汤。或用玻璃瓶盛水吐痰其中，沉者即是痈脓。初起解表散热，已成痈者则宜清肺泻热，用泻白散或葶苈大枣泻肺汤。重者用桔梗白散，轻者用苇茎汤或金鲤汤。病久阴亏，宜养阴清肺，用养阴清肺汤。阳虚者用排脓散。

桔梗汤（《伤寒论》）主治咽喉肿痛，咳嗽有痰等证。

处方：甘草 10 克　桔梗 10 克　水煎服

泻白散（《证治准绳》）主治肺痈初起，咳喘胸满，唾涎沫，脉浮数。

处方：桑白皮、地骨皮、甘草、浙贝母、紫菀、桔梗、当归、瓜蒌仁各 6 克　生姜 3 片　用散剂、汤剂均可

葶苈大枣泻肺汤（《金匮》）主治肺痈初成，胸满喘急，痰盛不得卧，或面目浮肿，小便不利。

处方：见哮证。

桔梗白散（《外台》）主治肺痈已成，痈脓壅塞，时出浊唾腥臭，气壮，脉实。

处方：桔梗、浙贝母各 10 克　巴豆霜 3 克

研为细末，壮人服 1 克，瘦弱者减半。在膈上者则吐，在膈下者则泻。如脓血过多不止，饮冷水一杯，即止。

苇茎汤（《千金方》）主治肺痈，咳有微热，烦满，胸中甲错。

处方：苇茎 40 克　苡仁、冬瓜仁、桃仁各 10 克

先煮苇茎去滓，纳余药再煎服，当吐如脓。

金鲤汤（《外科正宗》）主治肺痈，胸中隐痛，咯吐脓血。

处方：活鲤鱼一尾（重一斤） 贝母粉 10 克

剖鱼去肠杂，将药末纳入，线扎，用童便一碗加入，隔水炖熟，去鲤骨与童便，鱼肉分二三次服。

养阴清肺汤（《重楼玉钥》）主治肺痈久病阴亏，咽干口燥，咳吐浊唾或喉痛声嘶，脉象虚数。

处方：见阴虚咳嗽。

排脓散（《外科正宗》）主治肺痈久病阳虚，胸中隐痛，吐脓如米粥，精神衰退，饮食减少，或自汗盗汗，脉沉细缓弱。

处方：黄芪、白芷、北五味、党参各等分

为散剂，每服 6～10 克，食后蜜调服。

肺痈顺证与逆证的鉴别列如表 1。

表 1　肺痈顺证、逆证鉴别表

顺　证	逆　证
1. 初起脉浮虚细，身体不热，咳嗽有痰，呼吸均匀	1. 脉洪弦数，身热恶寒，胸痛气喘，面红多汗
2. 已成，脉浮细数，咳吐脓痰，形色鲜明，语言清朗	2. 已成，咯吐脓痰，气味恶臭，痰黄黏，胸胁疼痛，喘气
3. 溃后，咯吐脓痰，间吐鲜血，时发时止，饮食知味	3. 咯吐脓痰，腥臭兼有脓血，气急心烦，唇指发紫
4. 脓渐稀少，胸胁不疼，面色微黄，便调成形	4. 手掌如枯树，面艳颧红，音如鸭声，咽痛鼻掀

（八）肺痿

肺痿，巢氏《诸病源候论》作“萎”，即萎弱不振之意。凡肺脏因病邪所侵，久而肺虚体弱，产生萎弱不振状态，便叫做肺痿。它的致病原因很广泛，凡肺脏因病而枯萎者皆是，包括后世所称的虚咳或劳咳在内。

肺痿的成因，兹从《金匮》有关论述如下：“问曰：热在上焦者，因咳为肺痿，肺痿之病，从何得之？师曰：或从汗出；或从呕吐；或从消渴，小便利数；或从便难，又被快药下利，重亡津液，故得之。”“肺痿吐涎沫，而不咳者……此为肺中冷。”这说明肺痿由热在上焦和肺中虚冷两种原因所造成。

热在上焦，何以能导致肺痿？盖肺居胸中而属上焦，故热在上焦，肺先受邪，肺喜清肃而恶燥热，肺受热则咳（当然受寒也能致咳），由于长期的咳吐涎沫，肺阴受损，因而萎弱不振，形成肺痿。

为什么会热在上焦？导致的原因很多，如因表证而发汗太过；或经常呕吐；或由消渴病而来；或因津液不足的便秘，滥用峻下通利之药。总之，皆以耗伤津液，阴虚生内热，火性炎上，而咳致成痿。

肺中冷或因虚热而来，或由内热而得。如病人素体阳虚，当受邪后就容易从寒化而成肺中冷的虚寒证。所以尤在泾说：“肺为娇脏，热则气灼，故不用而萎；冷则气阻，故亦不用而萎也。”

本病在成因上有虚寒和虚热之不同，在证候上也各有异。两者的鉴别见表2。但肺中冷一节，前代医家看法有别，如唐容川氏认为此条是与肺痿鉴别之点。陆渊雷、黄树曾也有同样见解。我认为肺痿类似后代医家所说的虚嗽或劳嗽，劳嗽属阴虚火旺者固多，属阳虚寒盛者亦有之，故曹颖甫认为寒肺痿用甘草干姜汤，是升发脾津，上滋肺脏。

表2　肺痿虚热证与虚寒证的鉴别表

证名	虚　热　证	虚　寒　证
病因	虚火上炎，肺金被灼	肺中虚冷
症状	咳吐浊痰，脉虚数，口燥	吐涎沫，不咳、不渴、遗尿、小便数、头眩
治法	生津润肺	温肺复气

《金匮》云：“寸口脉数，其人咳，口中反有浊唾涎沫者何：师曰：为肺痿之病……脉数虚者为肺痿”（浊唾是稠痰，

涎沫是稀痰)。本文指出肺痿的脉象和症状，寸口脉虚，虚热型肺痿是由于津液耗损，虚火上炎，肺虚有热，故其脉当数。不过此病脉数为数而无力，即数虚也。与肺痈及实热证的数实脉不同，应当加以鉴别。

咳吐浊唾涎沫，脉数虚，其咳吐浊唾涎沫而不腥臭，是肺痿之主证。《外台》引用许仁则的一段话曰："肺气嗽经久将成肺痿，其状不限四时冷热，昼夜嗽常不断，唾白如雪细沫稠黏。"此虚热之肺痿也。数脉主热，肺热当干咳无痰，今反咳吐浊唾涎沫何也：乃肺痿不振，津液不能输布，反被邪热熏灼，津液悉化为痰涎，咳吐不已，津液愈耗，肺气日益痿弱。原文加一"反"字，这是暗示其与一般咳嗽不同。

"肺痿吐涎沫，而不咳者，其人不渴，必遗尿，小便数，所以然者，以上虚不能制下故也，此为肺中冷，必眩，多涎唾，甘草干姜汤以温之；若服汤已渴者，属消渴。"乃虚寒肺痿（肺中冷）之证治，以及与消渴之鉴别也。

吐涎沫而不咳者不渴，虚热肺痿应有咳嗽吐浊唾，或有口渴的证候，今吐涎沫而咳，也不渴，可知本证的涎沫非虚热所致。遗尿、小便数，因肺为水之上源，肺中阳虚，不能约束水分的排泄，故遗尿或小便数，即上虚不能制水故也。必眩，多涎唾，因肺主气，肺气虚不能自持于上，故头眩。此头眩与痰饮头眩不同，《内经》云："上虚则头眩"，正是此意。上焦有寒，气不化津，以致凝结而为涎沫，故多涎唾。《金匮》水气篇曰："上焦有寒，其口多涎"，与此病机相同。总之，肺为水之上源，主通调水道。《素问·经脉别论》："饮入于胃，游溢精气，上输于脾，脾气散精，上归于肺，通调水道，下输膀胱。水精四布，五经并行。"今肺中虚冷，阳气不振，不能通调水道，所以遗尿溲数，头眩，多涎唾也。

肺痿虚寒证用甘草干姜汤温肺复气。

"若服汤已渴者，属消渴"。文中汤即指甘草干姜汤。这就是说，如果服甘草干姜汤以后，涎沫不多，兼有口渴多尿，那就不是肺痿，而是消渴病，肺痿虚寒证与消渴均有小便数之证，但消渴伴有口渴多饮，此为异也。

甘草干姜汤（《金匮》）主治肺中虚寒，阳气不足所致的目眩，多涎唾等证。

处方：炙甘草 12 克　炮干姜 6 克　水煎服。

说明：肺中冷均由脾胃阳虚所致，虚热肺痿至后期转化为虚寒证，用本方仍适用。

“火逆上气，咽喉不利，止逆下气，麦门冬汤主之。”指出了虚热肺痿的证治。

火逆上气，津液枯燥，导致虚火上冲，咳嗽而喘，咽喉不利，乃虚热肺痿之主证也。因津液缺乏，咽喉干燥，稠痰黏滞，故治以止逆下气，用生津降逆之麦门冬汤。

本证原条文与咳嗽上气诸条并列，就其文字上看，确属咳嗽上气的条文，如从药方来看，则治疗虚热肺痿甚为恰当。《肘后方》载麦门冬汤治肺痿咳唾涎沫不止，咽喉燥，口渴，也说明了这一点。沈明宗亦以此方为治痿之主方。验之临床，虚热肺痿证，用生津滋润之剂，则虚火降，咽喉利，咳嗽减轻，气逆转为平和，从而达到痊愈。本方也是健胃剂，用于胃虚呕吐甚效。胃健则水谷精微化生充足，正气乃复。

麦门冬汤（《金匮》）主治肺胃阴伤，气火上逆，咳吐涎沫，咽干口燥，舌红少苔，脉虚数之证。

处方：麦冬 30 克　法半夏 10 克　沙参 12 克　甘草 6 克　粳米 30 克　大枣 15 克　水煎服，日三夜一服

说明：本方为滋养肺阴，利咽下气，止咳降逆之剂。喻嘉言说：“此胃中津液干枯，虚火上炎之证，治本之良法也。”费晋卿说：“半夏之性，用于温燥药中则燥，用于滋润药中则下气而化痰。胃气通，虚火自降，与徒用清寒者真有霄壤之别。”徐灵胎说：“此即竹叶石膏汤去竹叶、石膏，加大枣也，专治

肺胃之火，若火逆甚，仍用竹叶、石膏为妙”。

小结：肺痿就是肺叶因病而痿弱之证。相当于后世称的劳嗽和虚嗽。病之成因，不外热在上焦和肺中虚冷，均为虚证，前者为虚热，后者为虚寒。虚热肺痿，以脉虚数，咳嗽吐浊唾为其主证；虚寒肺痿，以脉虚不数，吐涎沫不渴，小便数，头眩为其主证。虚热者，治以生津润肺的麦门冬汤为主；虚寒者，治以温肺复气的甘草干姜汤为主。

（九）咳逆上气

上气即气上逆之意。咳嗽上气有两种含义：一种指症状而言，咳嗽而气上升，复因气升而咳嗽，形成咳嗽上气。一种指肺胀而言，肺胀之主证是咳嗽上气。《金匮》云：“咳而上气，此为肺胀”。与今之哮喘相同。导致本病的原因很多，范围相当广泛，从《金匮》咳嗽上气篇有关条文归纳有两方面：一为内有水饮，外感风寒。一为里热与水饮相搏。

《金匮》云：“上气喘而燥者，属肺胀，欲作风水，发汗则愈。”《灵枢·胀论》云：“肺胀者，虚满而喘咳。”指出了肺胀的主要症状和治法，以及发展趋势。由于外感风邪，内挟水饮，阻遏肺气不能下降，因而形成喘咳而燥的肺胀。肺为水之上源，主通调水道，下输膀胱。今肺有病，影响通调水道的功能，如病情继续发展，水气泛滥于体表，可导致风水的发生，治宜发汗，使水饮与外邪从汗而解，则喘逆得以下降，肺气得以通调，其病可愈。

咳嗽上气治疗以发汗为主，但其有偏寒偏热之不同。偏寒者，乃因寒饮内停，肺气不宣，致咳而上气，呼吸不利，喉间有痰滞，有如水鸡鸣声，治宜散寒、宣肺、化痰，用射干麻黄汤疗之。故《金匮》云：“咳而上气，喉中水鸡鸣声，射干麻黄汤主之。”巢氏《诸病源候论》曰：“肺病令人上气，胸膈痰满，气行壅滞，喘息不调，致喉间有声如水鸡之鸣也。”

射干麻黄汤（《金匮》）主治痰饮，咳而上气，喉中痰鸣等证。

处方：射干10克　麻黄　生姜各12克　细辛5克　紫菀　冬花各10克　大枣7枚　法半夏10克　北五味子10克

水煎服，先煮麻黄两沸，去上沫，纳诸药煮，分温三服。

“咳逆上气，时时吐浊，但坐不得眠，皂荚丸主之。”（按：浊是胶稠之痰）。肺失清肃之令，致痰浊壅塞肺中，气机不利，所以咳嗽喘逆，肺中浊痰随上气而出，故时时吐浊，由于痰浊壅盛，虽吐而咳逆喘满仍不减，卧则气逆更甚，所以但坐不得卧，治以开壅除痰，痰去则咳逆上气自止。

皂荚丸（《金匮》）主治稠痰壅塞，咳逆上气，吐浊不得卧者。

处方：皂荚25克（削去皮炙酥）

研为细末，炼蜜为丸，如梧桐子大，以大枣10枚煎汤和服三丸，日三夜一服。

说明：前证为喉中有水鸡声，可知其痰清稀，又无不得眠证，故用射干麻黄汤。此证为痰浊壅盛，咳逆不得平卧，比前证病势严重，故用皂荚丸。徐灵胎说：“稠痰粘肺，不得清涤，非此不可。”此丸涤荡痰浊之力峻烈，用时必须注意体质，体弱者慎用。

“咳而脉沉者，泽漆汤主之”。此水饮内结而致咳嗽上气的证治。

《金匮》条文叙证简略，仅有“咳而脉沉”一句，其主要精神在“脉沉”二字。因此，可以根据咳而脉沉和以药测证的方法来理解病情。本篇除肺痿、肺痈所致咳嗽外，都是上气而咳的。从《千金方》载“泽漆汤方，治上气，其脉沉者”来看，可见本节咳而脉沉必兼有上气之证。若病在表或近于表则咳而上气，其脉必浮，今脉沉可知病邪在里，由于水饮上逆，故咳而上气。正如《水气》篇说：“脉得诸沉，当责有水。”再从以药测证的方法来理解，泽漆功同大戟，去水之力甚峻，本方重用泽漆为主药，可知其为水饮内结无疑。本证可能还有身体浮肿或小便不利等证，故以此汤通阳逐水。

泽漆汤《金匮》主治水饮内结，上气咳嗽，脉沉或水肿、小便不利等证。

处方：半夏 12 克　紫参（一作紫菀）15 克　泽漆 60 克（先煎二小时）　生姜 15 克　白前 15 克　甘草、桂枝、黄芩、党参各 10 克　水煎，分温三服

偏热者，“咳而脉浮者，厚朴麻黄汤主之。”此水饮上迫的证治。

本节叙证简略，如单凭咳和脉浮应用此方，是不够全面的。当是病近于表，水饮上迫所致。“咳而脉浮者。”《千金方》十八卷咳嗽门：“咳而火逆上气，胸满，喉中不利如水鸡声，其脉浮者，厚朴麻黄汤主之。”由此可知咳嗽上气，胸满，脉浮，为本证之主证。本证近于表证，主要由于水饮上迫，病势有向上向外的趋向，与泽漆证水饮内结，咳而脉沉者恰恰相反，故治宜逐饮降逆，方内没有桂枝，说明虽有表证，也是轻微的。方内有厚朴、石膏，当有胸满烦躁，舌苔黏腻等饮热互结的见证。

厚朴麻黄汤《金匮》主治咳嗽上气，胸满，烦躁，舌苔黏腻，脉浮之证。

处方：厚朴 15 克　麻黄 12 克　生石膏 30 克　杏仁 12 克　法半夏 12 克　干姜、细辛各 6 克　小麦 30 克　五味子 12 克

水煎，先煮小麦去滓，纳诸药煮，分温三服。

“咳而上气，此为肺胀；其人喘，目如脱状，脉浮大者，越婢加半夏汤主之。”此为饮热郁肺，热重于饮的肺胀证治，本咳嗽上气为肺胀重证，治宜清热蠲饮。

越婢加半夏汤《金匮》主治面目浮肿，咳而上气，喘咳之证。

处方：麻黄 18 克　生石膏、半夏各 15 克　生姜 10 克　大枣 15 枚　甘草 6 克

水煎，先煮麻黄去上沫，纳诸药煮，分温三服。

“肺胀，咳而上气，烦躁而喘，脉浮者，心下有水，小青龙加石膏汤主之”。此为外寒内饮，饮重于热的证治，治宜解表散饮除烦。

小青龙加石膏汤（《金匮》）主治咳而上气，烦躁而喘，脉浮者。

处方：麻黄 10 克　桂枝 10 克　白芍 10 克　细辛 3 克　干姜 10 克　五味子 6 克　法半夏 10 克　炙甘草 6 克　生石膏 60 克

水煎，先煮麻黄，去上沫，内诸药，二煎，取汁对合，日二三次分服，体质壮实者可尽剂，体弱及小儿可酌情减量服，不须尽剂。

关于肺胀用麻黄的目的不专在解表，主要在于发越水饮，以上四方中均以麻黄为主，但由于配伍不同，其作用也就有所区别，如麻黄配石膏则逐饮，配桂枝则解表。肺胀一证，以痰饮为主，虽有身热，并非都是表证，故四方中配伍石膏的有三方，而配伍桂枝的仅有一方，由此可见，肺胀的病变情况和方剂运用的灵活性。兹将四方方证比较列表如下（表 3）：

表3　射干麻黄汤、厚朴麻黄汤、越婢加半夏汤、小青龙加石膏汤方证比较表

方　名	功　效	药　物	病　因	症　状
射干麻黄汤	散寒开肺化痰降逆	射干、麻黄、生姜、细辛、紫菀、冬花、半夏、大枣、五味子	寒饮郁肺	咳嗽上气，喉中有水鸡声
厚朴麻黄汤	逐饮降逆	厚朴、麻黄、石膏、杏仁、半夏、干姜、细辛、五味子、小麦	饮邪上犯	咳嗽上气，脉浮胸满

续表

方　　名	功　效	药　　物	病　因	症　状
越婢加半夏汤	清热蠲饮	麻黄、石膏、半夏、甘草、大枣、生姜	热饮郁肺热重于饮	咳嗽上气，目如脱状，脉浮大
小青龙加石膏汤	解表逐饮除烦	麻黄、细辛、桂枝、白芍、干姜、五味子、甘草、石膏	外寒内饮饮重于热	咳嗽上气，烦躁脉浮

肺胀的预后："上气，面浮肿，肩息，其脉浮大不治，又加下利尤甚。"此为肺胀不治之证。咳嗽气喘又见面部浮肿，是阳气虚浮，肩息是肾气衰竭不能纳气，阳气外越，则脉浮大无根，故为不治之证。此时再加下利，表示阳气下脱，致阴阳离决，所以更为危险。

小结：肺胀之成因，或为外邪内饮，或为饮热互结，治宜疏肺散饮。肺胀之证，有偏寒偏热之分。偏寒者，若寒饮郁肺，咳逆上气，喉中水鸡声者，用射干麻黄汤；若痰浊壅塞，咳逆上气，时时吐浊，但坐不得眠者，用皂荚丸；若水饮内结，咳嗽上气，脉沉，或面部浮肿，小便不利者，用泽漆汤。偏热者，若水饮上迫，咳嗽上气，脉浮，胸满者，用厚朴麻黄汤；若饮邪郁肺，热甚于饮，咳喘而烦，目如脱状，脉浮而大者，用越婢加半夏汤；若外邪内饮，饮盛于热，咳喘烦躁，脉浮者，用小青龙加石膏汤。若上气，面浮肿，肩息，脉浮大无根，又加下利，为不治之证。

总之，肺痿多属虚热，肺痈多属实热。其病情可互相转化，虚热肺痿可转为虚寒；肺痈成脓之后，也多转化为虚证；成脓者亦有壮实之人，《外台》桔梗白散即是。因此，在治疗上要以临床见证为主。

肺胀之因复杂，故用药配伍变化极大。如麻、桂散风寒，石膏清肺热，皂荚驱痰，泽漆逐水，朴、夏祛湿除满，姜、辛化水饮，以及射干、冬花、紫菀化痰止咳等等。又如肺胀以麻黄为主药，与桂枝合用，在于发汗解表；与石膏相配，在于发越水气，兼理肺热；与射干、干姜、细辛、五味子、紫菀、冬花、半夏同用，在于开结散寒，化痰止咳。总之，肺胀大多为内有水饮，为时气所触发，因而咳嗽上气，证以上气为主。如咳嗽之因不属于水饮，或咳嗽而不上气的，不属于本病范围。

（十）痰饮咳嗽

痰饮是以病因命名。痰饮始见于《神农本草经》巴豆条"留饮痰澼"，《素问·脉要精微论》有溢饮之名。本篇虽痰饮与咳嗽并列，但咳嗽仅是痰饮所引起的一个证候，而痰饮病不是都有咳嗽。痰饮有广义和狭义之分，广义者为饮病的总称，狭义者为痰饮证。

痰饮与水气颇为近似，但水气是水泛全身，以肿胀为主，而痰饮多留于局部，间有咳嗽，很少有浮肿之象。咳嗽上气，虽也有水饮所致，但其病多在肺，以咳嗽为其主证。由于饮邪直接犯肺，痰饮多在胃肠胸胁，除悬饮、支饮外，很少有咳嗽之证，而痰饮之咳嗽大多是由于痰饮间接所引起。这是二者不同之点。

"夫病人饮水多，必暴喘满。凡食少饮多，水停心下，甚者则悸，微者短气。"指出痰饮病形成的原因，是因脾胃健运失职，水精不能四布，以致水饮内停。或肺脏功能失调，不能通调水道；或肾阳虚，不能化气行水等所引起。

"问曰：夫饮有四，何谓也？师曰：有痰饮、有悬饮、有溢饮、有支饮。问曰：四饮何以为异？师曰：其人素盛今瘦，水走肠间，沥沥有声，谓之痰饮；饮后水留在胁下，咳唾引痛，谓之悬饮；饮水流行，归于四肢，当汗出而不汗出，身体疼重，谓之溢饮；咳逆倚息，气短不得卧，其形如肿，谓之支饮。"仲景明确地指出痰饮病的证候分类及其症状。

痰饮之证，由于脾胃阳气衰弱不能变化精微，以营养肌肤，因而身体消瘦，水停于胃，下走肠间，故沥沥有声。

悬饮之证，因两胁为阴阳升降之道，饮后水留胁下，致使三焦气道受阻，升降失常，咳则气上，与停饮相搏，故咳唾引痛。

溢饮之证，为水饮形成后，渐次浸渍到四肢肌表，更因感受外邪，毛窍闭塞，不能从汗液排出，因而身体疼痛而重。

支饮为水饮阻滞于胸膈之间，影响肺气升降，以致咳逆喘息，短气不得卧，其形似水肿。

总之，根据水饮停留部位和表现症状不同，划分为不同类型。

饮邪为患，或走肠间，或沉胁下，或归四肢，甚者可以影响及于五脏。故《金匮》云："水在心，心下坚筑，短气恶水，不欲饮"。"水在肺，吐涎沫，欲饮水"。"水在脾，少气身重"。"水在肝，胁下支满，嚏而痛"。"水在肾，心下悸"。水在五脏，又可根据其反映出来的症状而归人四饮。

"夫心下有留饮，其人背寒冷如手大。""留饮者，胁下痛引缺盆，咳嗽则辄已"。"胸中有留饮，其人短气而渴，四肢历节痛，脉沉者有留饮。"上述内容指出了饮邪留聚的部位不同，所致的证候有异。留饮之发生，乃是饮邪久留不去所致。由于初饮留于心下，阳气不达，所以背部寒冷，手大即掌大。留饮在胁下，则痛引缺盆，咳嗽转甚。短气为水饮留于胸中，致呼吸不利所致。口渴为水饮停留，气不能化津上输所引起。水饮流注关节，以致四肢历节痛。脉沉为非外邪作痛，这也是辨证之要点所在。故尤在泾说："留饮即痰饮之留而不去者也。背寒冷如掌大者，饮留之处，阳气所不入也。"曹颖甫说："下焦不通则留积胁下，水停腰部则痛引缺盆，咳嗽则痛不可忍，故欲咳则辄已，辄已者中止之谓，此为支饮之十枣汤证。水不循三焦下行，乃流溢四肢而历节痛，此为当发汗之溢饮证，用麻黄加术汤为宜。"

"膈上病痰，满喘咳吐，发则寒热，背痛腰疼，目泣自出，其人振振身瞤剧，必有伏饮。"此为饮伏于内，因外邪引动发作之证。其平素饮伏不显，外因风寒之邪引动伏饮，因而满喘咳吐，气阻痰壅，咳剧则目流泪水。发作甚则见身体振振瞤动，此与苓桂术甘汤证之振振摇身，真武汤证之振振欲擗地是同一病机，皆为阳虚水不化气所引起。因表有风寒，故寒热，背痛腰疼。本条可能是哮喘证，乃饮之伏而骤发，往往因风寒引起。治疗时，若挟热者可用大青龙汤，挟寒者可用小青龙汤。故《医宗金鉴》云："伏饮者，乃饮留膈上，伏而不出，发作有时者也。即今之或值冬寒，或感春风，发则必喘满咳吐痰盛，寒热背痛腰疼，目泣自出，咳甚则振振身动，世俗所谓哮喘病是也。"

弦脉为痰饮之主脉。《金匮》云："脉双弦者寒也，皆大下后里虚；脉偏弦者饮也"。"肺饮不弦，但苦喘短气"。"支饮亦喘而不能卧，加短气，其脉平也"。"脉浮而细滑伤饮"。弦为阴脉属阴邪。弦脉也可见于大下之后的里虚寒证，因此须辨别是痰饮，还是虚寒。痰饮之脉偏弦，虚寒之脉为双弦。饮邪犯肺多见右脉弦，但亦有不弦者，这与饮邪未停积有关，所以仲景指出临床之时要脉症合参。支饮之主证为咳逆倚息，不得卧，脉沉弦，短气。伤饮为一时性胃中停水，脉浮而细滑为微饮伤气之象，故必须辨别主证，予以对症治疗。

饮为阴邪，易伤阳气，脾主湿土，赖阳气以健运，饮邪伤人，脾气先困，脾失健运，则肺气壅滞，不能化水，肺为水之上源，肺气不降，则肾阳不能化气上承，升降之机既窒，则水饮停聚而为患，究其源都由于阳不化气，温药有健运中州，布化阳气之功，故《金匮》云："病痰饮者，当以温药和之"。温药非燥烈之品，燥烈之品更伤人之阳气，这是治疗痰饮之大法。

《金匮》云："心下有痰饮，胸胁支满，目眩，苓桂术甘汤主之”。“夫短气有微饮，当从小便去之，苓桂术甘汤主之，肾气丸亦主之”。这指出了痰饮病的两种不同病机及治法。

历代医家对胸胁支满，目眩之痰饮主证有两种意见，或认为因心包手厥阴经受邪，阻其胸中阳气，水精不能上布，或认为是饮停胃中，脾湿肝郁，胆气不降。我认为是饮邪初发，脾阳不运，以致水饮停聚。阳明经脉走胸，少阳经脉走胁，两经经气既虚，水饮凝聚，影响经气输注，所以胸胁支满，饮邪上冒则目眩。本证可能还有气上冲胸之证，为饮病之初，正气未衰，与饮邪冲激所致。短气为水饮停留，气化不利所致。其发病有属脾属肾之不同，故一以益脾之阳以行水，一以温肾阳以化水，气化利则饮从小便而出。二方之鉴别列如表4。

表4　苓桂术甘汤与肾气丸之鉴别表

方　名	功　效	病因病机	症　　状
苓桂术甘汤	温脾阳以行水	脾阳虚不能行水致水停心下	短气，小便不利，心下悸、胸胁支满，目眩等
肾气丸	温肾阳以化水	肾阳虚不能摄水致水泛心下	短气，小便不利，腰痛、小腹拘急等

苓桂术甘汤（《伤寒论》）主治痰饮病，胸胁满闷，眩晕心悸，或短气而咳，舌苔白滑之证。

处方：茯苓 12 克　桂枝 10 克　白术 10 克　炙甘草 6 克　水煎，分温三服

“腹满，口舌干燥，此肠间有水气，已椒苈黄丸主之”。此为水停肠间，痰饮实证的治法。

腹满，口舌干燥为水停肠间，阳气被阻，津液不能上承之故也。因脾气先困，不能转输水液，肺与大肠相表里，肺气膹郁下降，大肠传导与膀胱水道的通利受阻，以致水饮停蓄，漫无去路，溢于中则腹满，流走肌腠则见浮肿。以药测证，可能

还有浮肿，小便不利等现象。本病的腹满在于腑气壅滞不通，故为实证，所以用己椒苈黄丸宣上运中，导水下行，前后分消。若脾肾阳虚之水饮留滞者禁用。喻嘉言认为本条为溢饮。而我认为系广义痰饮内溢饮发展的一个过程，临床上所见痰饮病（狭义）腹满者，往往下肢有轻度浮肿。

己椒苈黄丸（《金匮》）主治水饮停聚所致的咳喘、肿满之证。

处方：防己、椒目、葶苈（炒）、大黄各 30 克

共研细末，炼蜜为丸，如梧桐子大，先食服十丸，日三次，稍增，口中有津液；渴者，加芒硝 15 克。

“病者脉伏，其人欲自利，利反快。虽利心下续坚满，此为留饮欲去故也，甘遂半夏汤主之”。“此为留饮欲去故也”一句，应接在“利反快”之后。脉伏与沉脉相似而又不同，沉者重按乃得；伏则重按亦不可得，必推寻至筋骨乃见。伏脉之体虽微细，亦必隐隐有力。张景岳说：“此阴阳潜伏阻隔闭塞之候”。临床上见到伏脉，往往为邪正交争的剧烈阶段。如正胜邪却，病有去路，则脉亦得而外见。今病者脉伏，其又欲自利，正是饮邪与正气相搏，必有腹痛；如正胜邪却，得下利而自觉轻快，是饮邪欲去之象；如虽得下利，病人自觉心下仍然坚痛，为饮邪未能随利尽去，必借助于药力，故以甘遂半夏汤因势利导之。

“利反快”是正气来复，饮邪将去，留饮欲去故也。“虽利心下续坚满”为饮邪积聚于内未被排除，故甘遂半夏汤主之。

甘遂半夏汤（《金匮》）主治留饮水湿积聚所致心下坚满者。

处方：甘遂大者 3 枚、半夏 12 枚，以水一杯，煮取半杯去滓；芍药 5 枚、炙甘草如指大 1 枚，以水二杯煮取半杯去滓；以蜜 60 克和药汁再煎 15 分钟，顿服之。

“卒呕吐，心下痞，膈间有水，眩悸者，小半夏加茯苓汤

主之”。“先渴后呕，为水停心下，此属饮家，小半夏加茯苓汤主之”。此为痰饮停聚于胃，上逆作呕的证治。

胃气以降为顺，水饮停留则胃气上逆作呕；水气凌心则悸；阻遏阳气则目眩。“膈间”殆指心下之胃脘部位，这是一时性胃中停水的证治。先渴乃水停于胃，津不上承，渴则必须饮水，水入于胃，与饮冲激，上逆则呕。若其人中阳素虚，饮邪上逆，或因呕多导致气虚上逆者，附《外台》茯苓饮方，有补中益气、蠲饮降逆之功（附方：党参 12 克　白术 10 克　茯苓 12 克　陈皮 10 克　枳壳 10 克　生姜 10 克）。

小半夏加茯苓汤（《金匮》）主治痰饮上逆，胸脘痞闷，呕吐，眩晕，心悸等证。

处方：法半夏 20 克　生姜 10 克　茯苓 12 克　水煎，分温再服

陆渊雷说：“此方之证即小半夏汤之证加心下痞与眩悸，故方中加茯苓以镇悸行水。心下痞因胃中水满之故，以其别于泻心汤之痞，故自注曰膈间有水，可知胃部必有振水音，更参合呕吐眩悸，知非泻心证之气痞也。”

“假令瘦人脐下有悸，吐涎沫而癫眩，此水也，五苓散主之”。此为脐下有蓄水之证治。因中阳衰微不能行水，以致水饮潴留脐下似有跳动之感。尤在泾说：“瘦人不应有水，而脐下悸则水动于下矣”。吐涎沫而癫眩，是水饮上冒所致。以药测证，当有小便不利的症状。

五苓散（《伤寒论》）主治水湿内停，小便不利，舌苔滑润，或发热烦渴，水入即吐，以及水湿肿满之证。

处方：茯苓、猪苓、白术各 10 克　泽泻 10 克　桂枝 6 克　为散剂或汤剂均可

小结：此为狭义痰饮的证治，脾阳不运的用苓桂术甘汤，肾虚饮停的用肾气丸，肠间有水的里实证用己椒苈黄丸，脉伏下利，心下续坚满的用甘遂半夏汤，脐下有蓄水上逆的用五苓

散，其中小半夏加茯苓汤为治一时性胃中停水，是痰饮病的类证治法，也是从“温药和之”的基础上提出来的。

“脉沉而弦者，悬饮内痛”。“病悬饮者，十枣汤主之”。此悬饮之脉证及治法。悬饮之叙述简单，可参看《伤寒论》152条，以求了解其全貌。悬饮是以胁下痛，上引胸中而咳，脉沉有力，甚则心下痞，干呕短气为主证，初起往往有寒热表证，可先服小青龙汤以解表，表解后再用十枣汤。若见病人身体虚弱且久病而无上述症状者，当慎用。《三因方》将十枣汤药物研末，枣肉和丸，采用峻剂缓投的服法可取。

十枣汤（《伤寒论》）主治悬饮，胁下有水气，咳唾胸胁引痛，心下痞硬，干呕短气，头痛目眩之证，且体质壮实者。

处方：芫花（炒）、甘遂、大戟各等分

三味捣筛，以水一杯半，先煮肥大枣10枚，取一杯去滓，纳药末，强人服1.2克，羸人服0.6克，晨早温服之，不下者，明晨更服1.5克，得快利后，糜粥自养。

赵以德说：“脉弦病在里也，凡弦者为痛为饮为癖，悬饮积结在内作痛，故脉见沉弦。”徐忠可说：“盖悬饮原为骤得之证，故攻之不嫌峻，而骤若稍缓，而为喘息浮肿矣”。

“病溢饮者，当发其汗，大青龙汤主之，小青龙汤亦主之”。此为溢饮的治法及方剂。溢饮为水饮泛滥于肌表所致，以身重疼痛为主证的疾病，均可用大小青龙汤治疗，但两方应用有别。新发饮证，表证重，有呼吸紧迫，寒热烦躁等表寒里热证的用大青龙汤，发汗逐饮除烦；若久病痰饮，表证轻，有肢体沉重，恶寒喘咳等寒证的用小青龙汤，祛寒散饮。故知溢饮的治法在于发汗行水，所以用大小青龙汤。如无表证，可用越婢汤之类，否则，可以因误汗导致亡阳。

大青龙汤：见喘证。

小青龙汤：见喘证。

总之，“水气流行，归于四肢”，四肢主阳，水在阴者宜利，在阳者宜汗。所以，徐灵胎说："水在中当利小便，水在四肢当发汗"，此为治疗之总诀。

"膈间支饮，其人喘满，心下痞坚，面色黧黑，其脉沉紧，得之数十日，医吐下之不愈，木防己汤主之，虚者即愈，实者三日复发，复与不愈者，宜木防己去石膏加茯苓芒硝汤主之。"这指出膈间支饮的症状及其治法。因水饮停于胸胃，以致肺胃气机不利，故喘满，心下痞坚。从所述得之数十日，医吐下之不愈，可知脉象沉紧，面色黧黑等为水饮内结，久病正虚之象，所以治宜木防己汤补虚散饮，所谓虚者即愈，实者三日复发，复与不愈者，虚与实在此处作轻与重解释，即轻者服汤后就愈了，重者服汤药后证虽减，但因病重药轻，因此，三日之后复发。如果再与就不见效，这种重证就必须用木防己汤去石膏加茯苓、芒硝才能治愈。

两方用的关键在心下痞坚的程度，如用木防己汤通阳利水后，痞坚已软，可知其不再发；若服汤后心下坚实不减，是病根未除，虽喘满一时减退，可知其不久必发；故去石膏加茯苓、芒硝以通滞利水。石膏用于痰饮，必须证候属实者。

木防己汤（《金匮》）主治支饮之证，水停胸胃。证见喘满，心下痞坚，面色黧黑，脉象沉紧。

处方：防己 10 克　石膏 30 克　桂枝 6 克　党参 12 克　水煎，分温再服

木防己去石膏加茯苓芒硝汤。

处方：防己、桂枝各 6 克　党参、茯苓各 12 克　芒硝 6 克（冲化）　水煎，分温再服。微利则愈

故唐容川说："膈即心下之膜膈，正当心下，属三焦少阳，少阳无吐下法，正以其在膈膜间，吐下不能愈之也。三焦膈膜，通气行水之道也。"

"呕家本渴，渴者为欲解，今反不渴，心下有支饮故也，小半夏汤主之。"

“心下有支饮，其人苦冒眩，泽泻汤主之。”

“支饮胸满者，厚朴大黄汤主之”（按：胸满当是腹满，胸满无用承气之理）。

此为支饮的兼证及治法。呕吐后口渴为饮邪已从呕而解，渴为阳气来复之象，故渴为欲解，令呕后不渴，为饮停心下，可用小半夏汤治疗。呕后口渴，饮去阳复之象，为病欲解。呕后不渴，为心下有停饮，宜用小半夏汤。头目眩冒，此心下有水饮上冒所致，故用泽泻汤健脾利水。腹满者为支饮兼胃实，所以用厚朴大黄汤下水祛实。

小半夏汤（《金匮》）主治呕吐，胸闷不渴，舌苔白，偏于寒者。

处方：法半夏 25 克　生姜 12 克　水煎，分温再服

泽泻汤（《金匮》）主治心下有支饮所致的头目眩冒之证。

处方：泽泻 30 克　白术 15 克　水煎服，分温再服

厚朴大黄汤（《金匮》）主治痰饮结实，证见腹满，心下时痛等证。

处方：厚朴 25 克　大黄 12 克　枳壳 12 克　水煎，分温再服

说明：厚朴大黄汤与小承气汤、厚朴三物汤药味相同，而分量不同，故作用有异。

“支饮不得息，葶苈大枣泻肺汤主之”。此为支饮壅塞肺气的实证及治法。支饮之证本为饮停胸膈。若肺气被水阻塞，致呼吸不利而出现喘息之证，故可用此方直泻肺水。以气壅则液聚，液聚则热结，所以与肺痈同治。

葶苈大枣泻肺汤（《金匮》）见哮证。

“夫支饮家，咳烦，胸中痛者，不卒死，至一百日，或一岁，宜十枣汤主之”。此为久病支饮正气尚盛的证治。支饮原无心烦胸痛的证候，若见到此证，说明病势向里，直接影响心肺，很可能突然死亡。如正气尚盛，能延续一百天或一年，而

原有咳嗽心烦胸痛之证仍然存在，仍宜用十枣汤逐水，再图其本。故喻嘉言曰："至一百日或一年不死，阳气未散，神魄未离，可知惟急去其邪，则可安其心，所以不嫌于峻攻也。"

十枣汤：见前悬饮。

"咳逆倚息不得卧，小青龙汤主之。"

"青龙汤下已，多唾口燥，寸脉沉，尺脉微，手足厥逆，气从少腹上冲胸咽，手足痹，其面翕热如醉状，因复下流阴股，小便难，时复冒者，与茯苓桂枝五味甘草汤，治其气冲"。"冲气即低，而反更咳胸满者，用桂苓五味甘草汤，去桂加干姜、细辛，以治其咳满"。"咳满即止，而更复渴，冲气复发者，以细辛、干姜为热药也，服之当遂渴，而渴反止者，为支饮也；支饮者法当冒，冒者必呕，呕者复内半夏，以去其水"。"水去呕止，其人形肿者，加杏仁主之。其证应内麻黄，以其人遂痹，故不内之，若逆而内之者必厥，所以然者，以其人血虚，麻黄发其阳故也"。"若面热如醉，此为胃热上冲熏其面，加大黄以利之"。

以上叙述指出支饮阴阳两虚，服小青龙后的几种转归及治疗方法。

上述各证候应当从整体看待。"咳逆倚息不得卧"，为外寒触动内饮所致，故用小青龙汤散寒逐内饮。因病者阴阳两虚，不宜用麻黄表散。初见咳逆倚息不得卧而用小青龙汤，则麻黄耗其阳气，以致伤津，因阳气受损，而出现多唾口燥，寸脉沉，尺脉微，手足厥逆等证。服小青龙汤后，表寒虽退，而内饮未消，引起下焦冲气上冲胸咽，手足痹，其面翕热如醉状，因复下流阴股，小便难等冲气反复的症状，治以冲气为急，故用苓桂味甘汤平其冲气。服苓桂味甘汤后，冲气虽平，因肺部寒饮未除，所以咳嗽胸满复发，故用上方去桂加姜辛温肺散寒，以治咳满。"咳满即止，而更复渴，冲气复发者……为支饮也。"是假设推想，借以说明胃部水饮未消，故发生上冒呕吐，因服苓甘五味姜辛汤后，咳满消失了，如果出现口渴复发的话，那就是服了姜辛等热药引起的。而今未见口渴而有呕吐之证，说明胃中水饮上冒所致，须于上方中加半夏，以消饮止呕。服苓甘五味姜辛半夏汤后，如形肿（为水气外溢）者，加杏仁以宣利肺气；如面热如醉（为胃热上冲）者，加大黄以利其胃热。至于其证应纳麻黄者，主要说明其人形肿的证候，按常理应用麻黄，今不用麻黄者，是因血虚之故也，如果再用麻黄发散其阳，可导致手足厥逆之证。

苓桂味甘汤（《金匮》）主治内饮未消，下焦冲气上冲胸咽，手足痹，面热如醉，小便难等证。

处方：茯苓、桂枝各 12 克　炙甘草 10 克　五味子 10 克　水煎，分温三服

苓甘五味姜辛汤（《金匮》）主治肺部寒饮未除，咳嗽胸满之证。

处方：茯苓 12 克　甘草　干姜各 10 克　细辛 5 克　五味子 10 克　水煎，日三服

苓甘五味姜辛半夏汤（《金匮》）主治胃中水饮上冒，呕吐者。

处方：前方加法半夏 10 克。

苓甘五味姜辛半夏杏仁汤（《金匮》）主治其形如肿为水气外溢者。

处方：前方加杏仁 10 克。

苓甘五味姜辛半夏杏仁大黄汤（《金匮》）主治面热如醉，为胃热上冲者。

处方：前方加大黄 10 克。

赵以德《千金方衍义》说："前四变随证加减施治，犹未离本来绳墨，至第五变，其证颇似戴阳，而独断阳明胃热，乃加大黄以利之。按阳明病面合赤色，不可攻之，如其肾虚，阳气不藏，故以攻下为戒，而此平昔阴亏血虚，反用大黄利之

者，以其证变叠见，虽有面热如醉，脉见寸微尺沉，洵非表邪怫郁，而为胃中热蕴无疑，竟行涤饮攻热，不以阴虚为虑而致扼腕也”。

小结：支饮是饮停胸膈，有影响于肺与胃之别。偏于胃者，用小半夏汤、泽泻汤、厚朴大黄汤等；偏于肺者，用葶苈大枣汤、十枣汤、小青龙汤等；但肺胃往往不能截然分开，所以用木防己汤兼治肺胃之水饮。

痰饮预后：“脉弦数有寒饮，冬夏难治”。“久咳数岁，其脉弱者可治，实大数者死，其脉虚者必苦冒，其人本有支饮在胸中故也，治属饮家”。这是从脉象推断其预后。弦脉为寒，数脉为热，此症是内有寒饮，又现数脉，为脉症不符之象。从时令说，冬寒则利于热，而不利于饮，夏热则利于寒，而不利于热。从用药来看，用热药治饮则助热，用寒药治热则助饮，故为难治。临床上见脉证不符者，治疗多属困难，其他疾病也是如此。

久咳数岁，正气必虚，所以其脉弱，是正常现象，故可治；如脉反实而数，这是反常之脉象，故断其必死。久咳数岁，脉弱者，正气虽虚，邪气亦衰，故可治。惟脉实大数者，邪盛而正气衰竭，故死。至于脉虚苦冒，为有支饮在胸中，治法可与泽泻汤互参。

总之，脉证相符者可治，脉证不符者难治。

结语：痰饮为常见之病，临证之时必须细察脉证，分析病因，辨证施治，才可获效。

1. 痰饮的形式与内脏的关系：主要由于脾肾阳虚，水饮不化所致。脾既不运，肺失所养，不能通调水道；肾阳不足，则水不化气，影响三焦水道的通利，因而导致痰饮的发生。

2. 四饮分类法：以证候为主要依据，不同证候分类，作为认识疾病的标志。先认识饮病，再辨证施治。必须掌握方药的主治及饮证的主证，才能合理应用方剂。例如，十枣汤既可用于悬饮，又可治支饮；小青龙汤既能疗支饮，又能治溢饮。

3. 本篇的范围相当广泛，除痰饮外，还包括水气病在内，同时在痰饮病中又包括一部分由外来水饮所伤害而引起的饮病。因此，本篇有些方剂可补水气病治疗的不足。如将这二篇结合研究，收获更大。

4. 痰饮与水气的关系：水和饮是同类异名，皆为人体不正常的水液停留所致，一般说来，水饮停留于体内某一局部所引起的病变叫痰饮，水饮泛滥于全身而引起的病变叫水气。

5. 痰饮与咳嗽上气的关系：咳嗽上气虽也有因饮邪所引起，但其病位多在肺；而痰饮的病位多在胃肠及胸胁，二者均有咳嗽，但病机不甚相同，咳嗽上气为水饮直接造成，痰饮的咳嗽是水饮间接所致。

6. 痰饮的发病部位、主证及治法：痰饮发病部位在胃肠，是以胸胁支满，心下悸，身瞤动，小便不利为主证，治疗宜温阳化水，是以苓桂术甘汤、肾气丸为主方。悬饮的发病部位在胁下，是以胁下痛，上引胸中而咳，脉沉弦，甚则心下痞硬为主证，治宜逐水，以十枣汤为主方。溢饮发病部位是水泛滥全身，以四肢浮肿，身体沉重疼痛为主证，治宜发汗，以大青龙汤为主方。支饮发病部位在胸膈，以心下支满，咳逆倚息不得卧，其形如肿为主证，治宜利水，以木防己汤及其加减方为主方。

眩　晕

眩是眼花、晕是头昏，头昏眼花常同时并见，故统称“眩晕”，或曰“眩运”。其证轻者低头闭目即止，重者如坐舟车，旋转不定，以致不能站立，更为严重者常伴有恶心呕吐、心悸、出冷汗等症状。本病实为临床常见而较为难治之病症，试予讨论之。

一、概说

眩晕发生的原因，历代各家说法颇不一致。

《灵枢·口问》篇曰："上气不足，脑为之不满，耳为之苦鸣，头为之苦倾，目为之眩"（气虚作眩）。

《证治汇补·上窍门·眩晕》云："血为气配，气为之所丽，以血为荣，凡吐衄崩漏产后亡阴，肝家不能收摄荣气，使诸血失道妄行，此眩晕生于血虚也。"

《灵枢·海论》篇曰："脑为髓之海，……髓海有余，则轻劲多力，自过其度，髓海不足，则脑转耳鸣，胫痠眩冒，目无所见，懈怠安卧。"（肾精不足，髓海空虚作眩晕）

《素问·至真要大论》曰："诸风掉眩，皆属于肝"（肝风上扰清空作眩晕）。

《河间六书》曰："风气甚而头目眩运者，由风木旺，必是金衰不能制木，而木复生火，风火皆阳，阳多兼化，阳主乎动，两动（阳）相搏，则为之旋转"（刘河间专主火，风火作眩晕）。

《丹溪心法》曰："无痰则不作眩。""头眩，痰挟气虚兼火，治痰为主，挟补气药及降火药"（丹溪主痰说）。

《景岳全书·眩运》曰："眩运一证，虚者居八九，而兼火兼痰者不过十中一二耳。""丹溪则曰无痰不能作眩，当以治痰为主，而兼用他药。余则曰无虚不能作眩，当以治虚为主，而酌兼其标"（景岳因虚致眩晕说）。

清·陈修园综各家所说，并阐明上列各种因素的相互关系，立虚实并论。《医学从众录·眩晕》："总结前人理论，以为风者非外来之风，指厥阴风木而言，与少阳相火同居，厥阴气逆，于是风生火动，故河间以风火立论也。风生必挟木势而克土，土病则聚液而成痰，故仲景以痰饮立论，丹溪以痰火立论也。肾为肝之母，而主藏精，精虚则脑海空虚而头重，故《内经》以肾虚及髓海不足立论也。其言虚者，言其病根；实者，言其病象，理本一贯。”

按：临床所见，眩晕一证确可分为虚实两端。虚证多为心脾不足，气血两虚，气血不能上荣于脑发为眩晕；或为肝肾阴虚，肾精亏乏，髓海不足，而致眩晕，故眩晕虚者多责之心、肝、肾阴血亏少为患。实证多为风阳上扰清空；或为水饮阻滞，浊阴上犯清空；或为痰湿中阻，清阳不升；或为气滞血瘀，瘀血停着；或为下寒上热扰及清空，而发为眩晕等多种不同类型的临床表现。

二、分型

眩晕是临床常见症状，可伴见于多种急慢性疾病，亦可单独出现。现代医学的高血压、动脉硬化、贫血、神经衰弱、脑震荡后遗症、美尼尔氏综合征等病都可有眩晕，都属眩晕范畴，中医皆可按眩晕论治。

眩晕一证，虚实两端的临床表现是错综复杂的，为了便于临床论治，可分为两大类。

（一）虚证

1．心脾血虚，气血不能上荣于脑。

2．肾精不足，髓海空虚。

3．心气不足，脾阳虚衰，土不制水，水气凌心。

（二）实证

1．风阳上亢。

2．痰湿中阻，清阳不升，浊阴上犯清空。

3．外伤致瘀血停着头部、或气滞血瘀。

4．寒热错杂，下寒上热扰及清空。

三、证治

虚实两大类的各别临床症状表现及证治分述如下：

（一）虚证

1．心脾不足，气血两虚（贫血眩晕多属此型）

【临床症状】 头晕眼花，突然坐起时则眩晕加剧，平卧低头较缓（动则气血耗散，血不能上荣于脑，故尔眩晕加重），耳鸣，心悸，失眠（血不养心，神不守舍），气短，自汗，倦怠乏力，面色苍白或萎黄，舌质淡苔白薄，脉细微弱。

【病因病机】 此型多因思虑烦劳太过，内伤心脾，心气心血虚则血脉循行不周（心主血脉，心气虚则动力弱，心血虚则不能上荣贯于脑）；脾虚则生化之源不旺（脾土吸收水谷精微，乃气血生化之源），虚故尔致气血不能上荣贯于脑，发为眩晕。此外，其他如外伤出血，衄血、妇人崩漏，肠风便血等急、慢性失血过多，皆可导致血少不能荣于脑，而发为眩晕。

【治则】 补气补血（虚则补之）。

【方药】 八珍汤化裁。

炙黄芪 30 克　党参 15 克　白术 10 克　当归 10 克　熟地 12 克　制首乌 15 克　白芍 10 克　茯苓 12 克　枣仁 12 克　炙甘草 6 克　陈皮 12 克

【方解】 八珍汤是由四君子汤与四物汤并合组成。方中四君子补气，更加黄芪以增强补气的作用；四物补血，更加制首乌以滋润肝肾养血，枣仁以润心养血。四物去川芎是因川芎辛香走窜之性强，防耗伤阴血尔，而代之以陈皮，为制熟地、首乌之滋滞而达到补而不滞的目的，或少用砂仁制之更佳。方中有黄芪、当归，且黄芪量大，乃当归补血汤意，取气为血之帅，益血必当用补气药，此方实具有气血双补的功效。

此型眩晕证，除八珍汤外，他如归脾汤、人参养荣丸类方亦可化裁选用。

【病案】 刘××，男，45 岁，农民。住院号 168306　1976 年 5 月 16 日入院。

患内痔十多年，近年来每便时痔疮坠出，需用力推按始得收回，经摩擦痔常破裂而引致鲜血滴沥，痛苦难忍，诊为三期内痔继发贫血，施行手术，痔已脱落。现见头眩晕，心悸，失眠，气短，自汗，乏力，食少，便秘，脉芤，唇舌色淡，面黄肿，苔白滑。血红蛋白31%，红细胞194万/mm^3，诊断为气血两虚，血不上荣于脑作眩晕，拟八珍汤方化裁：

炙黄芪30克　党参15克　白术10克　当归10克　熟地12克　白芍10克　茯苓12克　枣仁12克　制首乌15克　砂仁10克　炙甘草5克

水煎，每日一剂三服，连续服用26剂，诸证若失，血红蛋白76%，红细胞364万/mm^3，病愈出院。

2. 肾精不足，髓海空虚

【临床症状】 眩晕头空痛，午后入晚时眩晕头痛加重（阴气甚），过劳思虑时则剧，精神萎靡，记忆力减退（肾为作强之官、技巧出焉），腰痠（肾之府），膝软（肾主骨），遗精，耳鸣，睡眠不安（肝肾阴虚，心肾不交），形体消瘦，五心烦热（阴虚火旺），舌质红少苔，脉细数。

【病因病机】 "肾为先天之本、藏精、生髓、髓通于脑，脑为髓之海"。若本先天不足；或老年肾衰；或由房事所伤，皆可致肾精亏虚，生髓不足，髓不足则髓海空虚，脑为之空眩，并记忆力减退，动作迟缓，耳鸣眼花等证作矣。

【治则】 滋补肝肾之阴。

【方药】 六味地黄汤合二至丸加减。

生熟地各12克　女贞子15克　旱莲草25克　枣皮12克　枸杞12克　太子参15克　麦冬12克　五味子6克

【方解】 此方重在补肝肾填精，取地黄汤补肝肾之二地，枣皮，而去泽泻、丹皮，是用其专补之力，更以二至丸助之，其力更强。方中用太子参，心经之药也，取"心为君主之官"统辖五脏，补心以济水火；方用麦冬，乃肺经之药也，取"肺为水之上源"，补肺金以助肝肾之故。本方具有润燥生津，滋养肝肾，补髓填精之功。

【病案】 李××，男，35岁，中学教师。1978年11月30日初诊禀赋不足，素体虚弱，劳心过度，精血暗耗，渐至头晕眼花，心烦耳鸣，记忆力减退，腰痠腿软，失眠盗汗，精神萎靡等证。先为半休，近半年来整日昏昏沉沉，终不能坚持工作，四处求医，各大医院多诊断谓之“神衰”，中西药杂投，服药打针罔效！

查：形体消瘦，舌质红少苔少津，脉弦细数。诊为肝肾阴精亏损，阴虚火旺，水火不济，心肾不交，精亏髓空致作眩晕，拟滋补肝肾，填精补髓，交通心肾之法为治，方用六味地黄汤加减。

太子参 25 克　麦冬 12 克　枣皮 12 克　丹皮 10 克　生地 25 克　女贞子 25 克　旱莲草 25 克　夜交藤 30 克

每日一剂，连服五剂，见效后则续服五剂。患者服十剂后，自觉症状减轻，前来复诊，拟守前方继续服十五剂，后证更减，已可恢复半日工作，嘱其加强身体锻炼，守方五倍量研制蜜丸，每丸 9 克，早晚各服一丸，以巩固疗效。半年后患者因感时病来诊，问及前病已愈。

3. 心气不足，脾阳虚衰，土不制水，水气凌心

【临床症状】 头晕目眩，气上冲胸，心悸，口苦咽干，或口淡无味，消化力弱，食少或不欲食，或胸脘滞痛，或胸胁胀满，四肢软弱，小便短少，或失眠多梦，舌苔淡白，脉寸关微沉而弱或兼见弦象。

【病因病机】 气虚血少，脾阳不振，土虚不能制水，水气混合在营气中，肺脏分泌不清，水气向心流动，心不受邪，即发为水气凌心之证，或兼并水湿阻滞气机，胆气失于疏泄，而兼有胸闷、口苦等症状。

【治则】 益气健脾，利水宁心，兼平胆气。

【方药】 柴胡六君汤加味。

党参 12 克　焦白术 10 克　茯苓 12 克　法半夏 10 克　广木香 10 克　砂仁 6 克　柴胡 12 克　黄芩 10 克　建菖蒲 12 克　炙甘草 10 克　生姜 10 克　大枣 12 克

加减法：心悸失眠多梦者加枣仁12克，头痛者选加白芷、羌活、藁本、川芎诸药中一二味，舌苔白兼淡黄滑润者加肉桂3克或桂枝尖6克。

【方解】 柴胡六君汤为香砂六君子汤和小柴胡汤相并组成。方中香砂六君甘温补脾益胃，脾健则可除湿利水，更得建菖蒲芳香辟秽化浊，健胃宁心之力，而使其利水宁心之功更著。方中小柴胡汤乃用其畅气机，利胆气，气机畅，水气行，则心可宁矣。

若心胆气虚，心悸失眠严重者，可加枣仁养心益肝；若头痛较显著者，为多有外邪侵袭，可选用白芷、川芎、羌活等药一二味配入方中，取其驱风散寒除湿之功。舌苔白腻或淡黄而润滑者为寒水较重，可用桂枝或肉桂振奋心阳以散寒水。

【病案】 汤××，女，31岁。1980年10月12日诊。

平素脾胃不健，消化力弱，三天前因多进饮食致食停胃脘，气机不利，胸胁满闷，腹脘胀痛，大便不畅，小便黄少，口干口苦，不思饮食。曾服西药干酵母、维生素等品，不见好转。昨日因工作劳烦，事不顺心，胸闷、脘腹胀满加剧，且嗳气频作，饮食少进，渐至头晕目眩，气上冲胸，心悸，昨夜通宵不得入眠，今起四肢无力，精神不振，难以坚持工作，往求诊治。查：脉弦，苔白滑。诊为食停胃脘，阻滞气机，脾胃失其健运，脾虚土不制水，水气上犯凌心而发眩晕心悸之证。治以益气健脾、利水宁心、平胆气。方用柴胡六君汤。

党参12克　苍术10克　茯苓12克　柴胡12克　黄芩10克　建菖蒲10克　广藿香12克　法半夏10克　大枣12克　生姜10克　炙甘草5克

水煎服，每日一剂。连服四剂而痊愈。

（二）实证

1. 肝阳上亢（高血压多属此型，多为本虚标实）

【临床症状】 眩晕如坐舟车，耳鸣，头胀痛，性情急躁，常因脑怒而眩晕加重，烦热面赤，睡眠多梦，口干苦，苔黄舌质红，脉弦数。

【病因病机】 肝为风木之脏，性刚劲，主动主升（将军之官），性喜条达，恶抑郁。若谋虑太过，或忧郁恼怒，皆可致肝阴暗耗，肝阳偏亢，风阳升动上扰清空则发眩晕；或肾水素亏（房劳伤损或过服温补之药品），水不涵木，风阳升动上扰清空亦可发为眩晕，皆下虚上盛，本虚标实之候。舌红，脉弦数乃肝阴不足，阻不恋阳，阳火偏亢之征。

【治则】 平肝熄风潜阳。

【方药】 天麻钩藤饮化裁。

天麻 12 克　白蒺藜 12 克　钩藤 15 克　炒山栀 10 克　黄芩 10 克　夏枯草 30 克　茯苓 12 克　夜交藤 30 克　生牡蛎 30 克

【方解】 上方乃《杂病证治新义》天麻钩藤饮加减而来。方用天麻、钩藤、生牡蛎、白蒺藜平肝熄风潜阳为主治头疼眩晕之证；用炒山栀、黄芩、夏枯草清肝热泻肝火以解面赤、心烦、口苦等木郁化火兼证；夜交藤、茯苓，或更加桑椹子、桑寄生、枣仁等益肝肾，宁心安神之品治失眠，此方实为风阳亢上治标而设，待其证缓，则当治其本，宜滋水涵木之法，用知柏地黄丸、大补阴丸类以培其本。

【病案】 安×，男，53 岁，工人。1967 年 9 月 14 日诊。

年已半百，嗜烟酒茶，性情刚烈，血压常在 200～160/120～100 毫米汞柱之间，近因工作烦劳，事不顺心，意欲以酒消愁，但事与愿违，反致引动肝风，上扰头目致发眩晕欲倒仆，头胀头疼剧烈，急来求诊。诊其脉弦劲而数，舌质红绛。证乃肝阳上亢之急证，血压 196/118 毫米汞柱，急投平肝熄风潜阳之剂。

处方：天麻 12 克　钩藤 15 克　白蒺藜 30 克　炒山栀 10 克　黄芩 10 克　夏枯草 25 克　茯苓 12 克　夜交藤 30 克　生

牡蛎30克　京半夏10克

急煎服，日二剂，每剂二煎，共四服，嘱卧床休息，忌烟酒，饮食宜清淡。次日复诊，述服药后，夜能安静入眠，晨起头疼眩晕大减，查脉弦，舌质红，血压180/110毫米汞柱，药已见效，守上方服三剂，日一剂，以巩固疗效。

此类病实属本虚标实，本肝肾阴虚，标气火升腾，兼挟湿浊痰火上攻，发为眩晕头疼。方用天麻钩藤饮，乃治其标之法，待气平火降，湿浊见化，标证已缓，则当培补肝肾治其本，并节饮食，养性情，忌房事，善自调摄，方可治愈。

2. 痰湿中阻

【临床症状】 眩晕阵作，头重如蒙，视物旋转，动则晕甚，恶心，呕吐痰涎，胸闷脘痞，食少，嗜睡，苔白腻，脉弦滑或濡缓。

【病因病机】 劳思伤脾，饮食伤胃，脾胃致虚，健运失常，一不化水谷精微，二可因水湿失运而聚湿生痰，痰气交阻，清阳不升，浊阴不降而致眩晕泛恶。其眩晕头重如蒙，胸闷脘痞，呕吐痰涎等证为“湿”之主证。苔腻脉濡为“湿”之特征。

【治则】 除湿化痰和中。

【方药】 天麻12克　白术10克　法半夏10克　陈皮12克　茯苓12克　泽泻15克　白蒺藜15克　黄连3克　竹茹10克　甘草3克

加减法：若小便不利，舌苔白而厚腻，脉濡缓，水湿特重的白术应加大剂量为30克，或改用苍术15克，泽泻加大剂量为30克，以增强除湿利水之力。

【方解】 半夏白术天麻汤方出自《医学心悟》：“有湿痰壅遏者……非天麻、半夏不除是也。”本方即二陈汤（治湿痰之祖方）加白术、天麻而成。《脾胃论》：“足太阴痰厥头痛，非半夏不能应；眼黑头旋，虚风内作，非天麻不能除”。故本方以半夏、天麻为主药，更以茯苓配白术健脾除湿以治生痰之源，陈皮理气化痰，气行则水行，加之泽泻之行水，湿可祛矣。白蒺藜疏风平肝，黄连、竹茹取温胆汤意，实清利肝胆而设，气郁湿滞多有生热化火之虑，故取之尔。方实具有健脾利水，除湿和熄风化痰之效，湿痰作眩者宜之。加减法中，白术、泽泻加大剂量，或单用白术 30 克、泽泻 60 克。用法源出于仲景《金匮·痰饮咳嗽病脉证并治》篇之泽泻汤。泽泻汤治心下有支饮，其人苦冒眩为水湿阻滞，浊阴上犯之故。重用白术健脾除湿，泽泻利水，使湿从小便去，其“冒眩”可解，法简而效著，余常喜用之。

【病案】 孙×，女，54 岁，教师。1968 年 9 月 18 日诊。

有咳嗽旧疾已十余载，每遇寒凉则咳嗽加重，并发眩晕呕恶，咳嗽，吐白稠痰，胸闷，口苦，食少，一身困重，二便不利等证 。

此次病发已旬日，除眩晕头重痛外，并有脉濡数，苔黄滑腻。此属痰湿中阻，郁久化热阻壅肺气，气机失畅，浊阴不降，清阳不升发为眩晕之证，治以健脾利水除湿和中之宣肺化痰剂 。

天麻 12 克　白蒺藜 15 克　苍白术各 12 克　法半夏 10 克　陈皮 12 克　茯苓 12 克　泽泻 30 克　竹茹 10 克　炒枳壳 10 克　黄芩 10 克　甘草 3 克　水煎，每日一剂，连服四剂

二诊：述服药后二便畅，食欲增，眩晕大减，仍咳嗽、吐稠白痰多，咯不爽，拟守方加胆星 6 克、桔梗 10 克、泽泻减为 15 克，以加强豁痰之力，续服 3～5 剂，以巩固疗效。

3. 外伤致瘀血停着头部或气滞血瘀（脑震荡后遗证多属此型）

【临床症状】 经常眩晕，头痛，甚或伴见恶心呕吐，失眠等症状。尤以头晕头痛为主要症状，甚则头痛欲裂，头昏倒地，唇口发绀，舌苔有瘀点，脉象见寸部微浮、关部弦涩，以

左脉明显。

【病因病机】 此类患者大多有头部外伤史，由于头部受到突然猛烈撞击，使脑部受过度震荡，以致瘀血滞着于三阳经络，故经常可发生剧烈头痛眩晕之证。

【治则】 宣通三阳，祛瘀通络。

【方药】

方一：酒制大黄 15 克　白芷 10 克　粉葛根 25 克　竹茹 10 克　滑石 18 克　桃仁 12 克　羌活 10 克　甘草 5 克

加减法：若大便溏稀者减大黄量为 10 克，先煎半小时，加姜黄 10 克；恶心呕吐者加法半夏 10 克、陈皮 12 克；失眠者加川芎 10 克、炒枣仁 12 克、茯苓 12 克。

【方解】 方中取白芷、羌活、葛根辛温走散之性，上贯巅顶，以通经络；用酒军、桃仁，取其散血祛瘀之功；佐竹茹、六一散兼化湿浊；久病气血瘀滞者必多挟湿，故授之。

方二：川芎 12 克　菊花 18 克　防风 12 克　蔓荆子 15 克　羌活 10 克　白芷 12 克　藁本 12 克　细辛 3 克　麻黄 3 克

加减法：若体质壮实之人麻黄可加至 10 克、并加地龙 10 克；失眠者可加夜交藤 30 克。

【方解】 乃宋《和剂局方》“川芎茶调散”加味而来。方用羌活通太阳经络，川芎通少阳经络，白芷通阳明经络；以细辛、藁本、蔓荆子、防风、菊花、麻黄等诸多辛散之品协助之，则疏风、通络、祛瘀、活血之力更强，使阳络通，瘀血散，眩晕头痛之证可瘥。本方重在疏散风邪，具有兴奋神经作用，故夜不可服，以免影响睡眠。

说明：两方宜交替服用。如头痛、失眠严重者，单服后方效应更显著，但只宜轻煎，用冷水浸泡药物 20 分钟，然后移武火上煎，水沸后一刻钟即可，久煎失效。服药法为每剂煎二次，上午下午各热服一次，晚上不宜服。此方白天服后令人兴奋，晚上疲倦后则能安稳入眠，若晚上服则影响睡眠。

【病案】 杜××，男，35岁。1969年10月14日诊。

一年前因车祸头部受伤，住院治疗抢救脱险之后，即留下头痛眩晕之疾。其证每发作之时，头痛欲裂，用手捶击之稍有缓解，眩晕欲倒地，伴恶心呕吐、心悸失眠等证。多方求治不效，极为苦恼。查形体消瘦，痛苦面容，舌质紫暗，舌苔白润，脉弦。余辨为系风湿之邪闭阻三阳之络，兼夹瘀血停着于头部，故头痛欲裂，眩晕仆地，拟通络疏风除湿化瘀之剂治之。用上二方各五剂，轻煎，交替服用。

二诊：自述证减大半，夜能安卧，甚喜之。仍守方，遵前法各服五剂，隔日一剂，缓缓图之。

半年后随访眩晕头痛未再发，身体康健。

4. 上热下寒，肝风掉眩（美尼尔氏综合征多属此型）

【临床症状】 多因心情抑郁而发，发则头晕目眩，甚则昏倒，视物旋转，恶心呕吐，或耳鸣畏光，动则晕眩更剧，心中烦躁不宁，腰痠膝软，畏寒肢冷，食少便溏，口干或苦或渴，舌苔滑质红，脉象寸关弦尺弱。

【病因病机】 本型患者有反复多次发作之病史，本于脾肾阳虚，下元不足，故有食少便溏，腰痠膝软等下元虚寒之证；情志不舒，抑郁化火，风阳窜上而致头晕目眩，甚则昏倒，视物旋转等上热之证。

【治则】 温阳泻火，养血平肝。

【方药】 乌梅10克　细辛3克　黄连6克　黄柏6克　炒川椒3克　当归6克　肉桂6克　制附片12克（先煎一小时）　干姜10克　党参10克

加减法：口苦者去黄柏，加黄芩10克；口干而渴者，乌梅用量加大为15克。

【方解】 乌梅丸乃仲景《伤寒论》厥阴篇之主方，借用治脾肾阳虚，肝郁化火之上热下寒眩晕证。用川椒、乌梅、细辛、当归、黄连、黄芩养血平肝，清热泻火以治上热，此其一也；其二，取附片、肉桂、干姜温补脾肾以治其虚，培其本也。寒热并用，补泻兼施。余用此方治上热下寒之眩晕屡效，特此书之。

【病案】 张××，男，46岁，干部。

1964年3月来诊。患者苦于眩晕多年，反复发作。病常突然而发，头晕目眩，视物旋转，平卧床上亦觉身体荡漾，如坐舟于风浪之中，紧握床缘始觉有靠，坐立则眩晕更剧，可致跌仆，恶心呕吐，耳如蝉鸣，烦躁失眠，喜暗畏光，恶闻声响，口干口苦，畏寒怯冷，大便稀溏，舌尖红苔白滑，脉象寸关弦尺弱。辨为上热下寒，肝风上扰之眩晕。治以温阳泻火，养血平肝之乌梅丸。

处方：乌梅9克　细辛3克　黄连6克　炒川椒3克　当归9克　桂枝6克　干姜6克　党参12克　制附片12克（先煎一小时）　黄芩10克

服一剂病减，二剂痊愈。当年又复发三次，皆用上方二三剂即控制，后竟未发。

按：本例眩晕，病久经年，尺候不足，耳如蝉鸣，显属下元亏损；头目眩晕，如坐舟车，寸关脉弦，乃肝风上扰也；畏寒怯冷，大便溏薄，为脾肾阳虚之证；烦躁失眠，恶光好静，乃热扰心肝之兆，一言以蔽之，总属阴阳错杂之证。遵《内经》"诸风掉眩，皆属于肝"，借用厥阴篇之主方乌梅丸而获痊愈，此系多年实践的临床经验。

血　证

我们在临床工作中所见到的出血证，包括咳血（咯血）、吐血（呕血）、衄血（鼻衄、齿衄）、便血（肠风、脏毒）、尿血、皮下出血（紫癜、肌衄）、妇科崩漏及外伤出血等。中医统称为血证。

本篇只就余在临床工作中所诊治的咯血（肺痨咯血、支扩咯血）、衄血（鼻衄）、便血（内痔出血）、皮下出血（紫癜）、崩漏（功能性子宫出血）、胎动不安（先兆流产）等点滴经验介绍之。

考血之由来，《灵枢·决气》篇说："中焦受气，取汁，变化而赤，是谓血。"血，其主要来源于"水谷精微"，食物经脾胃的消化吸收，取其精微，转输于肺，在肺的气化作用下，"泌其津液，注之于脉，化以为血"。血贯注于心，由心所主（心主血脉）、脾统摄（脾统血），静卧则归肝（肝藏血）。平人之血，在心、肝、脾作用下，行于经络脉道之中，周而复始，循环不息，供应五脏六腑及四肢百骸，正如《素问·五脏生成篇》说："故人卧血归于肝，肝受血而能视，足受血而能步，掌受血而能握，指受血而能摄"。

血与气是相互依存的，气为血之帅，血为气之守，血随气而行，平人之血，在气的统帅下，畅行脉络，充达肌肤，流通无滞，此谓循经，乃循其经常之道也。温和则血循经脉流行，若气滞、气结、气迫、遇冷、火迫等皆可致血不循常道而溢出于脉络之外，发为各种出血病证。

血证通治之法有四。其一调气止血。出血之证，气多逆乱，未有气不逆乱而血先出者也，故治血证，当先调气，气和则血止。其二消瘀。血止之后，其离经之血多为之瘀，瘀血或壅而成热，迫血离经而行，则再现出血，或变而成痨，或结为瘕积，或刺痛，日久变证百出，不可不防，故必当消瘀，免致招来后患。其三宁血。血止瘀消之后，当防其再次潮动而复出血，则需药安之，称之为宁血。其四当补血养血。"精气夺则虚"，去血甚多，血无有不虚者，故当补养之。血属阴物，血去多，阴亦虚也。阴为阳之守，阴虚则阳无所附，久则阳亦随之而散，致阴阳气血诸虚，故养血补血兼顾阴阳，方可获全功。

一、咯血（肺痨咯血、支扩咯血）

咳嗽咯血之证，其血系由肺而来，故必有气逆咳嗽之病史。往往咯血之先，必然咳嗽加剧，先见痰中带血，或痰血兼行，或血多痰少，甚则大口咯血，亦可因之而窒塞气道而亡。凡肺系疾病（如肺炎、支扩、肺结核、肺癌等）及他脏影响肺者（如风湿性心脏病二尖瓣狭窄者），皆可致发咳嗽咯血。其证复杂，当详审之。余就肺痨咯血、支扩咯血之证治简介如下：

（一）肺痨咯血

肺痨之病，多系体质虚弱，正气不足之人，因接触肺痨病人，感受病者之气，痨虫乘虚由气道而侵入人体为害。肺痨病具有很强的传染性（呼吸道传染），古人已认识到这一点。如《肘后备急方》指出此病"死后复传之旁人，乃至灭门。"故古人又称之为"痨瘵"、"传尸"、"尸注"等名。

【临床症状】 痨之症状：始见形体消瘦，午后潮热，两颧桃红，渐至夜热盗汗，心烦失眠，女子月事不行，男子梦遗滑精，痨至极期则大骨枯槁，大肉消脱，形如骷髅，骨髓内消，毛发焦悴，肌肤甲错，声嘶音哑，气喘自汗等。咯血：肺痨初起多于晨间咳嗽少许稠痰而不带血，病情加重时咳嗽气短，胸痛痰稠量增，痰中挟血丝血块，痨虫蚀肺伤络极重时，可致咳嗽胸痛，痰血量多，舌质光红，脉象细数。

【病因病机】 气血虚弱，痨虫侵犯，两虚相得，故客其形，而成肺痨。痨瘵既成，痨虫蚀肺，伤及精血，阴津伤，阳气耗。肺痨之疾，始以阴虚为主，久则气阴亏耗，终至阴不恋阳而虚火妄动致成阴虚火旺之疾。肺为清肃之脏，只容得清气而不容邪气，邪气干之，则呛而咳，虚火伤络，或加之痨虫疰蚀肺系，肺络伤损，皆可致发咯血。

【治则】《素问·标本病传论》说："知标本者，万举万当，不知标本，是谓妄行"。肺痨咯血，以痨为本，咯血为标，标急当先治其标，宜温阳化气，清热降火止血。血止后，缓则求其本，宜滋阴润肺杀虫。大量咯血时，应嘱病人卧床休息，向病人及其家属解释，消除思想恐惧和焦虑，密切配合治疗，善自调摄护理，并严密观察病情变化，及时对症处理。

【方药】 止血可选用下列方药。

方一：黑姜炭 6 克　侧柏炭 50 克　陈艾炭 9 克　仙鹤草 30 克　大小蓟各 25 克　白茅根 30 克

水煎分次，用童便兑服。重症可日夜服二剂，连续服至血完全止后才停药。

方二：大小蓟、侧柏叶、茜草根、大黄、山栀、棕榈、牛耳大黄各等分

炒焦黑研为细末，或制为小丸，每服 6 克，日二三次，血止后停服。

方三：白及粉 1.5～3 克，每日三次，白开水冲服。

方四：阿胶切成小块，用海蛤粉炒泡成珠，然后用阿胶珠一粒噙化，连续噙化数粒，每日可噙化二三十粒，以血止为度。

说明：处方一、二对大量咯血疗效较好，尤以方一煎剂更为适用。方三和方四对痰中少量带血者有效。若大量咯血时，应主选一、二两方，三、四方只宜作辅助治疗用。

【方解】 方一系《金匮》柏叶汤（柏叶、姜、艾、马通汁）加味而来。方用姜炭、艾炭、马通汁（童便代之）引火归源，行血止血；柏叶炭、大小蓟、白茅根、仙鹤草凉血止血。方中药物温清并用，血止而不致瘀，方效著而性平，咯血者可放心服之。今时之医用柏叶汤，每畏姜、艾之温燥，多去而不用，或加生地、丹皮、黄连、知母、藕节等寒凉之品，又谓童便乃人之排泄物，认为不洁，多不用之，故其方投之不效矣！考童便性味微温、微咸，功可引火归源，导血下行，单用亦可止血，故《血证论》云："吐血咯血者饮童便，百无不生"。极

称道童便之神效也。

【病案】 邵××，男，54岁，干部。门诊号149407，1982年6月13日初诊。

反复咳嗽、咯血七年，加重二年余。

患者初因高热、咳吐脓痰中带血丝而住某医院，诊为肺炎、肺结核。经用青、链霉素治疗，肺炎痊愈，结核好转出院。出院后继续抗痨治疗，病情稳定。

两年前因工作劳累，痨病复作，致大咯血（约500毫升）再度入院，后因咯血曾住院四次，每次皆需用“垂体后叶素”、“止血定”等西药，要十多天血才能完全止住，甚为苦恼。近半年来证情更为加重，每隔半月至20天左右必大咯血，大咯血止后，平时亦见痰中带血少许，投以多种西药治疗，效果不显。患者于昨夜突然又大咯血，每次咯血量约50毫升，至今晨已咯血三次，自觉头晕、心悸。后经人介绍求余诊治，查形体消瘦、面色晄白，舌质红，脉细数无力。辨证认为此系痨病久咳伤肺，气不摄血，宜治痨止血兼顾之。用柏叶汤加味：

侧柏炭50克　艾炭3克　姜炭5克　百部15克　葎草30克　黄芩12克　白及12克　明沙参25克　生甘草3克　水煎服

一剂咯血减，二剂血全止，续服三剂以巩固其效，后转以滋阴润肺杀虫之剂疗之，连续诊治半年未再咯血。

（二）支气管扩张咯血

中医无支气管扩张之病名。支扩咯血多属中医内伤咳嗽咯血之范畴。

【临床症状】 早期支扩患者，只有轻微咳嗽，稠痰中带少量红血；重者每咳稠浓痰挟血，有时血多痰少，其血从口中咯出，颜色多鲜红。极严重者可连续吐鲜血数十口。

【病因病机】 支扩之患，病程较长，多系肾阴久虚，水不涵木，木火刑金，灼煎肺液而为痰，其痰多稠，阻滞气道，肺失清肃，咳嗽加剧，损伤肺络，血不循经溢出脉络而成咯血。

【治则】 咯血多者，首当收敛止血，血止之后，宜滋肾润肺，平肝泄火。

【方药】 侧柏叶 30 克　陈艾叶 9 克　姜炭 6 克　白茅根 30 克　大小蓟各 25 克　旱莲草 30 克　仙鹤草 30 克

说明：支扩咯血者，一般服上方二三剂血即可止，血止之后再辨证治其本。

【方解】 本方亦是《金匮》柏叶汤加味而来。方用侧柏叶清热凉血为主药；艾叶微温，活血止血；姜一定要用姜炭，姜炭已不燥热，善能止血；仙鹤草性温味涩，为收敛止血之要药；茅根性平，能清肺热、血热，凡咳血、咯血、吐血、衄血、尿血均可用之，用量宜重，鲜者尤佳。支扩咯血多系气不摄血，络破血溢，营血大伤，须急用收敛止血法治疗。本方五味药温清并用，能行血中之气，凉血清热。故可收迅速止血而不致瘀的功效。患者一般服此方二三剂即可止血，血止之后根据病情辨证施治为妥。

【病案】 徐××，男，60 岁，军人。

患支扩多年，以前经常痰中带血，1959 年突然发生大咯血不止，血色鲜红，经用多种中西药均未获效。经余治疗，处以上方，因药价低廉，患者怀疑几味廉价草药“不能治我之重病”，经再三说明药之治病，不在贵贱，只要对症用药，疗效极佳，可予试服。病人试服一剂，咯血减轻，甚喜之，再进两帖，咯血全止，以后每遇咯血复发时，再投此方，亦获显效。

二、衄血（鼻衄）

【临床症状】 鼻衄是鼻孔一边或两边鼻腔出血，或点滴而出，或血流如注，兼头昏目眩，口干舌燥，大便秘结，小便色赤量少，舌质红，苔黄燥，脉象滑大或弦数。

【病因病机】 “鼻为肺窍”，为气体出入之通道，“肺气通于鼻”，风热及温热之邪上乘，侵犯肺系，肺失清肃，邪从鼻窍出入，伤损鼻腔之络脉，可致鼻衄；或因风寒由皮毛入侵，蕴肺化热，伤损肺络，亦可衄血，因于肺热此其一也；或因心经火旺犯肺，肺为心火所灼，火气上炎，从肺窍出入，亦可伤及鼻络而衄血，此其二也。

【治则】 其一，肺热所致鼻衄，治宜辛凉解表，凉血止血。其二，心火灼肺之鼻衄，宜清热养阴，凉血止血。

【方药】

方一：银花 15 克　连翘 10 克　牛蒡子 12 克　薄荷 10 克　鲜茅根 30 克　侧柏叶 30 克　仙鹤草 30 克　轻煎服，日一二剂，血止后停药。

【方解】 此乃辛凉解表之银翘散加减而来，方用银花、连翘、牛蒡子、薄荷辛凉解表散邪，牛蒡子尚能散风热，通大便，肺与大肠相表里，肺热壅盛，可致大便燥结，鲜茅根、侧柏叶、仙鹤草凉血止血。

方二：焦山栀 10 克　生地黄 24 克　大小蓟各 12 克　仙鹤草 30 克　侧柏叶 30 克　鲜茅根 30 克　水牛角尖 30 克（先煎半小时）　水煎服

【方解】 此乃清热凉血之犀角地黄汤变化而来，今犀角临床禁用，重用水牛角尖代之，宜久煎。水牛角为主药，清心火解毒，心火得清，肺热可平；山栀撤三焦之火热；生地、茅根凉血滋阴，可助水牛角清血热解火毒之功。仙鹤草、大小蓟、侧柏叶凉血止血为辅。本方清心火，凉血止血之力极强，鼻衄血极多者亦可止。

三、便血（内痔）

血从谷道（肛门）而下，在大便前或大便后下血，或单纯下血者，统称为便血。对便血较早而详细地论述者有明·张景岳“血在便后来者其来远，远者或在小肠，或在胃”、“血在便前来者其来近，近者或在广肠，或在肛门。”（景岳全书）。后世医家又以血色之清浊分“肠风下血”和“脏毒下血”。如《证治要诀》:“血清而色鲜者为肠风，浊而黯者为脏毒。”“肠风下血”者多为肛门直肠部位之病变。如今之内、外痔、肛裂、直肠息肉、直肠和肛管部癌变等许多疾病都有便下鲜血的症状，都属“肠风下血”的范畴。中医认为肠风下血系因过量饮酒，饥饱不匀，或过食辛辣，或肥甘美味太过，或久坐久立，或重力太过，或素来便结等致湿热蕴结，下注大肠损伤血络而成便血。此证初起为实，久则营阴受损，证多虚实参半。

“肠风下血”其血鲜红为临床常见之症状，可见于多种急慢性疾病。今就“内痔”所致的“肠风下血”之证治作介绍。

【临床症状】 初期内痔每于大便结燥时，在粪之表面带有鲜血，或便后从肛门有鲜血点滴而下，因无所苦，不易觉察，往往见血沾手纸上方引起注意。痔较重者可于便时内痔脱出，便后自行收回。偶有肛门坠胀，便时滴血增多。痔极严重者，于排便时痔脱出不能自然收回，须外力推之方可缩回。因痔反复摩擦其皮增厚，出血反而少见。因痔不能自行回缩，肛门胀痛极为痛苦。偶因摩撞皮破而血流如注。

【方药】 初期及较重期内痔，完全可以用内服药治愈。余用鬼针草嫩叶切碎，调和鸡蛋二枚，不放盐，可加少许白糖，用植物油煎之，早晨空腹吃，连服5～7天，内痔可自行脱落（鬼针草嫩叶煎鸡蛋分量以调蛋合适为度）；或用鬼针草60～90克，煎水服，每日一剂，连服30余剂亦可。内痔肿痛时，用上好槐花15克泡开水服，疗效极好。

注：鬼针草（渝州又名一包针）系菊科植物鬼针草的全草。全草入药。《本草拾遗》载：“味苦，平，无毒。功用：清热、解毒、散瘀、消肿。”《泉州本草》载：“消瘀、镇痛……治肠出血。”

槐花系豆科植物槐树的花蕾。上好槐花指结花蕾将开时，采鲜花晒干备用。若花开落地后，从地上扫来晒干者，疗效不佳。其味苦、性凉，有清热、凉血、止血之功，主治肠风便血、痔血。

四、皮下出血（紫癜）

皮下出血属中医肌衄之范畴。其证有虚有实，实者系温热火毒之邪迫血妄行致发瘢疹，谓之“血热发瘢”或“热毒发疹”，皆属中医温病范围，应按卫气营血辨证，宜清热、凉血、解毒、化瘢，方用犀角地黄汤、化瘢汤、清瘟败毒饮之类治疗。虚者多系肾气不足，肾精亏虚，阴虚火旺，或心脾两虚，脾不统血，气不摄血致血溢于肌肤之间，俗称之为皮下出血，或称之为紫癜。此两型紫癜多书皆有记载，不再赘述。余在临床工作中尚多次见有肝郁气滞血瘀，气血两虚，气不摄血而发紫癜者，用疏肝益气、补血祛瘀之法取效。特将临床脉证录之于下，并举效案一例，仅供参考。

【临床症状】 胸闷胁满，胃纳欠佳，口干不渴，小腹气胀，大便不实，小便不畅，疲乏倦怠，精神不振，面色少华，舌有瘀点，苔白薄润，脉沉涩迟缓。

【病案】 王××，男，17岁，学生，乐至县人。1978年11月诊。

患者体素健康，很少生病。1978年参军体检时发现双下肢有片状紫癜，查血小板5万/立方毫米，因之不能入伍，求余诊治。自述胸闷胁胀，常喜嗳气，食欲不佳，疲乏无力，夜常思绪万端，难于入眠，二便清调。查舌质淡边沿紫黯有散在瘀点，苔白薄滑，脉沉细弱，双下肢大腿内侧有片状紫癜。辨证认为系肝失条达，血络瘀滞，脾胃虚损，生化不足，气血两亏，气不摄血，血外溢络道发为紫癜，宜疏肝益气，补血化瘀之法以治之。

处方：柴胡10克　白芍18克　枳壳（炒）10克　黄芪25克　当归10克　三棱12克　莪术12克　白茅根30克　炙甘草5克

水煎服，每日一剂，连服30剂。

患者服上方七八剂后，下肢紫癜完全消失，食欲增加，四肢有力，精神好转，仍照医嘱坚持服药至30剂，诸证消失，查血小板增至8万/立方毫米。于第二年体检合格，入伍当兵，现尚在部队服役，身体康健。

按：紫癜一证，诸医者多责之于气血不足，气不摄血而用大剂归脾汤加三七粉、丹参、棕榈炭、生地等活血止血之品疗之取效，亦有谓之紫癜乃肾精不足，精不化血，阴虚火旺迫血而发者，用地黄汤之类滋肾阴，填精髓、撤虚火治之。

鲜有用疏肝、益气、化瘀法者。考丹溪有诸证生于郁者，创六郁之说。《丹溪心法》："气血冲和，万病不生，一有拂郁，诸病生焉，故人身诸病，多生于郁"。可见因情志不疏，气机郁滞，气郁日久可由气及血，发为紫癜。本例用仲景四逆散（柴、芍、枳、甘）疏气机、当归补血汤（耆、归）益气血，并加用三棱、莪术行血化瘀之品组方，具疏肝益气、活血化瘀之功。一方投之取效，乃贵在辨证施治也。

五、崩漏（功能性子宫出血）

功能性子宫出血，主要临床表现为月经过多和行经时间延长，可归入祖国医学的"崩漏"范畴论治。崩与漏的临床表现虽不同，但其发病机理则一，并常可互相转化。如《济生方》："崩漏之疾本乎一证，轻者谓之漏下，甚者谓之崩中"也，所以中医常崩漏并称。来势急，出血量多，且血色鲜者叫"崩"，行经时间延长，且血色淡，淋漓不净的称"漏"。"崩漏"病证，临床应诊时要详细询问患者病史，已婚妇女，则应首先想到妊娠流产、宫外孕等，老年妇女则应想到子宫肌瘤和恶性肿瘤。流产、宫外孕、肿瘤等多种妇产科疾病虽都属中医崩漏范畴，可按崩漏论治，但这些疾病往往证情急迫，内服中药一时难以奏效，要采取中西医结合诊治，其疗效较好。而"宫血"一证，西医甚为棘手，而中医疗效较为满意，特予介绍之。

【临床症状】 每经行来血量多，且出血时间延长，约旬日方净，或淋漓半月不止，间隔五七天又行，因失血过多，常有头昏、心悸、乏力、倦怠、面淡少华等证，舌质淡，脉细弱。

【病因病机】 冲为血海，乃全身气血运行之要冲，任主胞宫，主一身之阴，凡精、血、津、液皆属任脉总司。冲任之脉皆始于胞中，若冲任受损，不能制约经血，血下不止，发为崩漏。

【治则与方药】 论治首当分清崩与漏，崩证有虚有实，漏证则虚多实少。虚证中以气虚、阴虚、血虚较为多见，实证中则以血瘀、血热、气郁较为多见。

1. 出血量多或持续不断，色淡红，自汗气短，颜面浮肿，腹胀便溏，舌苔白腻，脉象虚弱者，辨为脾气虚弱，不能统血，治宜益气温中。方药：

党参 15 克　黄芪 20 克　当归 10 克（可用鸡血藤 15 克代）陈艾叶 10 克　炮姜炭 10 克　炙甘草 10 克　茜草 12 克　乌贼骨 12 克　水煎服

2. 出血持续不断，色淡或暗，少腹寒冷，腰背痠痛，恶寒，舌淡苔滑，脉沉细弱者，辨为肾阳不足，血室虚寒，治宜温肾补阳，温运血室。方药：

补骨脂 10 克　菟丝子饼 10 克　炒杜仲 12 克　核桃肉 30 克　官桂 10 克　台乌 10 克　血余炭 10 克　陈艾叶 10 克　水煎服

3. 出血量多而色淡红，面色萎黄，心悸，头晕目眩，舌质淡，脉细弱者，辨证系因心主血，脾统血，心脾失司所致，治以补养心脾。方药：

当归 10 克　川芎 6 克　熟地 10 克　白芍 10 克　党参 12 克　炒白术 10 克　茯苓 12 克　制香附 10 克　益母草 30 克　女贞子 30 克　旱莲草 30 克　水煎服

又方：三七粉1～2克，用五味子6克煎汤冲服，每日2～3次。

4. 出血量多，色深红，面赤，口干渴欲冷饮，舌尖红，苔黄腻，脉象弦数者，辨为血热妄行，血不循经，治宜清热凉血。方药：

侧柏叶60克　大、小蓟各15克　虎杖30克　益母草30克　槐花15克　焦山栀10克　白茅根30克　水煎温服

5. 出血量多，色紫黑有块，块去则痛减，下腹胀痛，拒按，小便清长，舌苔灰暗，脉象弦涩者，辨为血室瘀滞，治宜活血祛瘀。方药：

鸡血藤30克　川芎10克　赤芍12克　桃仁12克　泽兰叶30克　制香附12克　茜草12克　乌贼骨12克　水煎温服

6. 出血量或多或少，或淋漓不断，胸腹胀满，甚则乳房亦胀痛，头痛，胃纳差，或噫气，或矢气，舌苔淡黄或白腻，脉象弦涩者，辨为肝郁气滞，治宜条达肝气。方药：

柴胡12克　白芍15克　炒枳壳10克　甘草6克　郁金10克　陈皮10克　青藤香6克　血见愁12克　茺蔚子15克　黄荆子15克　水煎温服

六、胎动不安（先兆流产）

《诸病源候论》曰："冲任之脉，为经脉之海，皆起于胞内，手太阳小肠脉也，手少阴心脉也，是二经为表里，上为乳汁，下为月水，有娠之人，经水所以断者，壅之以养胎，而蓄之为乳汁"。所以妇人怀孕之后，经血当断。若妊娠之后，血不养胎，从阴道时时而下，淋漓不断，其轻者称之为"胎漏"，或称"漏胎"；其重者除阴道来血以外，常伴有胎动下坠，腰痠腹胀等症状，则称之为胎动不安，即西医谓之"先兆流产"。

【临床症状】 妊娠之后七个月以内出现阴道流血，胎动下坠，或轻微腹部胀痛、腰痠等症状。如出血量多，腹痛剧烈，羊水流出，则已发展为不可避免性流产。如出血持续不

止，或出血虽已停止，而胎动消失，则应考虑为死胎。胎当保则保，若胎已死，则为“邪气”，留则伤正，其害非浅，为医者临床之时当详诊辨之。

【病因病机】 妊娠之后，其胎要靠脾、肾、冲任气血之固养才能不断地生长发育。若脾胃不健，气血不足；或嗜食辛燥之品，血分有热；或房事不节而伤肾气；或劳力太过；或跌仆闪挫耗伤气血，损及冲任，胎元失养皆可致发胎动不安。

【治则】 益气血，补脾肾，固冲任，安胎元。

【方药】 党参 12 克　黄芪 12 克　当归 9 克　阿胶珠 9 克　炒杜仲 15 克　川断 15 克　桑寄生 15 克　菟丝饼 6 克　土炒白术 15 克　黄芩 9 克　陈艾叶 3 克

加减法：脾土虚，纳差，便溏的加砂仁 3 克、广藿香 6 克、黄芩减为 6 克；血热扰及胎元，胎动腹痛，舌红，口干的加生地 9 克、白芍 9 克；小便黄赤的加茯苓 12 克，均去黄芪。

【方解】 本方乃张景岳“泰山盘石散”加减而成。方用党参、黄芪、当归健脾培土，益气补血，固冲任，养胎元，并用杜仲、川断、桑寄生、菟丝子补肾固胎为主药；用阿胶珠、艾叶止血；黄芩、白术安胎共为辅佐，诸药配合，有补气血，健脾肾，固冲任，安胎元，止漏血之功效。

【病案】 吴××，女，26 岁，护士。门诊号 16381。1964 年 4 月 27 日就诊。本院职工。

患者初因妊娠呕吐，故少食，形瘦弱。孕已四月余，昨因单位卫生大检查，大搞环境卫生，操劳太过，疲乏无力，腰痠腿软，昨夜卧难安，小腹微痛胀，今晨阴道来红少许，故急求诊 。

查舌质淡，苔白润，脉滑数，面淡少华。

证系气血不足，脾肾两虚，劳力太过伤及胎气，致为胎动不安漏血证，拟补气血、健脾肾、安胎止血之剂疗之；方用泰山盘石散加减。

台党参 12 克　炙黄芪 25 克　秦当归 9 克　阿胶珠 9 克　炒杜仲 18 克　川续断 18 克　桑寄生 15 克　菟丝饼 9 克　炒白术 12 克　陈艾炭 6 克　姜炭 3 克

水煎，日一剂三煎，三服。三剂，卧床休息三天。

二诊：血已止，食稍增，精神佳，舌淡，苔白润，脉滑。上方去陈艾炭、姜炭，加砂仁 5 克、茯苓 12 克、黄芩 6 克，五剂 。

后未来诊。随访得知，服上方后食欲大增，形渐胖壮，怀胎十月，娩下男婴，重 3500 克，合家甚喜。

关于保胎单方，余常用“苧麻头”（即织麻布的麻用头部鲜的）两许（多用至半斤亦可）同糯米煮粥服，每天煮服一次，连续服用 10～20 天，效验称佳。

血　淋

小便中混有血液，或伴有血丝血块夹杂而下，小便时无疼痛者，为之尿血，其病之本多在脏也。若小便频数，欲出未尽，小腹拘急，痛及腹中，尿道不利，尿中挟血丝血条甚或紫红色血从尿道来，且滴沥短涩刺痛者，谓之血淋。

淋证有五，曰“石淋、气淋、劳淋、膏淋、血淋”，合称五淋。淋证的发生，隋·巢元方认为系肾虚而膀胱热所致。如《诸病源候论》：“诸淋者，由肾虚而膀胱热故也……肾虚则小便数，膀胱热则水下涩，数而且涩，则淋沥不宣，故谓之为淋。”血淋乃五淋之一，今之“急性尿路感染”者，多有尿频、尿急、尿痛之症状，可按中医之淋证论治，其极严重者，多有尿痛、尿血之症状，似亦可按血淋论治。

余临证时用柴苓汤（小柴胡汤和五苓散合方）化裁治血淋者，每能取得较好疗效，特予介绍之。

【临床症状】 突然寒热往来，头昏目眩，口苦胸闷，干呕，不思食，腰部痠胀，小腹拘急，小便频数短涩，尿时尿道疼痛，甚者其尿道痛如刀割，尿血。舌质红苔白滑，脉弦数。

【病因病机】 邪犯少阳，三焦疏化失利，或情郁化火，或心、肝之火下移膀胱，或阴虚火旺等因素，皆可导致肾气受损，湿热邪毒蕴蓄于膀胱，膀胱气化不利，发为淋证。若湿热极甚，则伤损膀胱血络，血溢于尿液之中，或纯血尿而下，发为血淋。正如《诸病源候论》:“血淋是热淋之甚者，则尿血，谓之血淋”也。

【治则】 和解少阳，疏化三焦，清热除湿，利尿止血。

【方药】 柴胡 24 克　黄芩 12 克　法半夏 9 克　茯苓 12 克　猪苓 12 克　泽泻 30 克　车前草 30 克　银花藤 30 克　白茅根 30 克　滑石 24 克　甘草 3 克

【方解】 本方系仲景之小柴胡汤（疏利气机，和解少阳）与五苓散（健脾除湿，化气行水）合方加减而成。方用柴胡苦平，疏理气机，解散入犯少阳与三焦之邪热，配黄芩以清泄郁热；法半夏降逆止呕（无呕吐者可去之），甘草清热和中，使邪从皮肤毛窍散之于外；用茯苓、猪苓、泽泻化气除湿利水，更配车前草甘寒以助渗湿泻热，通利小便之功；银花清热泻火解毒，茅根凉血利尿止血；配滑石、甘草，即六一散之意，取滑石味淡性寒、质重而滑之功，淡能渗湿，寒能清热泻火，重能下降，滑能利下窍，甘草清热和中，调和诸药。全方合奏和解少阳，疏利三焦，除湿清热，利尿止血之功。

【病案】 焦××，女，41 岁，本院化验员。住院号 21034。1967 年 2 月 19 日入院。

患者于昨天下午二时洗澡洗衣后，至六时许，突然恶寒发热，尿频，尿急，尿痛，约十多分钟解尿一次，肉眼可见尿液中有血丝血条，甚则纯紫红色血尿，少腹坠胀，排尿时有中断现象，无明显腰痛，于今晨来院就诊。查：体温 37.9℃，白细胞 9360，中性 82%；尿色红、混浊、蛋白＋、红血球＋＋＋；

以急性尿路感染收入住院。

入院后，查体温 38.2℃、脉搏 96 次/分、呼吸 24 次/分、血压 118/78 毫米汞柱。

自述恶寒发热，无汗，心烦口苦，干呕，不思食，今晨呕吐少许苦水一次，小腹坠胀，尿频（约半小时解一次）、尿急、尿痛（尿尾痛如刀割）、尿血。

查：形胖、舌质淡苔白腻，脉象弦数。

辨证：盖淋者“肾虚而膀胱热”故也。肾与膀胱互为表里，俱主水，水入小肠与胞行于阴为溲便也，“肾虚则小便数，膀胱热则水下涩，数而且涩则淋漓不宣”也。该病员尿急、尿频、尿痛、尿血，其痛明显，可知系“热淋之甚者血淋之证”也。

肥胖之人素有湿，兼之洗澡后发病突然，且有寒热外证，六淫之邪入犯人体，引动内之湿热而并发为血淋。

其病治疗当以肾虚为本，外证与膀胱湿热作淋为标。标急当先治其标，后培其本。

处方：柴胡 30 克　黄芩 12 克　法半夏 10 克　猪苓 12 克　茯苓 12 克　泽泻 15 克　滑石 25 克　甘草 3 克　银花藤 30 克　车前草 30 克　白茅根 30 克　黄连 3 克　黄柏 12 克

急煎，日二剂，日夜分六次服。

第三日，体温 36.8℃，尿道症状已减。尚食欲欠佳，上方去黄连、黄柏，加泡参 25 克、炒二芽各 12 克，以复胃气增进食欲。住院一星期，精神振，食欲增，尿道症状完全消失，白细胞计数及分类、尿常规均属正常。改用知柏地黄汤服五日出院 。

出院时带知柏地黄丸、补中益气丸各二瓶，嘱其每天早服补中益气丸 9 克，晚服知柏地黄丸 9 克。随访 1 年，没复发。

痹　　证

痹者，闭也，塞也，不通为闭，闭塞不通之为痹。

痹证是因素体虚，腠理疏松，营卫不固，加之汗出当风，或汗出涉水，或坐卧湿地，导致风寒湿三气杂至，侵袭经络，凝滞气血，壅痹关节而致肌肉、关节、筋骨痠楚，疼痛，重着，麻木等一类病证而言。此病证或局限于某些大、小关节，或在四肢，或客于腰背，或遍历周身，或其痛游走不定。正如《素问·痹论》所言："所谓痹者，各以其时，重感于风寒湿之气也。"又曰："风寒湿三气杂至，合而为痹也。"，"其风气胜者为行痹"（风善行数变），"寒气胜者为痛痹"（寒收引凝滞），"湿气胜者为着痹"（湿重浊不移）。此外，《素问·痹论》还有骨痹、筋痹、脉痹、肌痹、皮痹五痹之分，并言五痹日久不愈，复感于邪，可以内舍五脏，"内舍者邪入而居之也"，邪由经络筋骨而内舍于脏为难治之患矣！除《内经》行痹、痛痹、着痹及五痹说之外，后世医家又有"周痹"、"历节"、"痛风"、"白虎历节"、"鹤膝风"、"走注"等许多种名称。此类痹证，大抵以知痛知痒者为病轻，不痛不仁者为病重。痹证虽有许多种名目，但历代医家尚遵《素问·痹论》行痹、痛痹、着痹之说，一直沿用至今仍为辨治痹证之准绳。

行痹一名"走注"，又称"流火"。其证关节疼痛，游走不定，日夜不已。风气最胜者，每见关节红肿不仁，或筋屈不伸，或伸而乏力，以上半身痛时为多，亦可下半身痛，脉多浮缓 。

痛痹，又名"痛风"，或称"历节"、"白虎历节"等。其证腰背关节疼痛，痛有定处，固着不移，白天痛轻，夜晚痛剧，遇热痛缓，遇寒痛增，脉多紧大兼涩。

着痹，其疼痛多留着一定部位（多在下肢），皮肤麻木重着不移，痛所或左或右，或臀或腿，阴湿天痛加剧，兼夹身重，四肢乏力，胸闷纳呆等湿重现象，苔多白厚腻，脉多濡缓。

此外，体虚而风寒湿三气俱盛入侵，可遍攻肢体关节，则周身掣痛，麻木并作，名为“周痹”。又有邪郁病久，风化为火，寒化为热，或素体阴虚阳亢，或本湿痰阴火内滞经络，感邪之后，则关节焮热红肿疼痛，并可有发热，溲赤、口渴、舌赤、脉数等症状，名曰“热痹”。

行痹、痛痹、着痹皆为风寒湿邪杂至入侵，不过风寒湿三气各有偏盛而已，皆可归入阴寒证类；热痹则证属阳热类。两类证其脉证大不相同，治法各异，不可混同。

痹证是临床上极多发而常见之病，地不分南北，人不论男女，皆可罹患此病，故历代医家都很重视探讨痹病。痹证的治法有内外中西，方有成百上千，可谓多矣!余在临床工作中亦曾常诊治痹证，并以中医痹证之理，辨证诊治西医谓之“坐骨神经痛”取得较佳的效果，特书之于下。

坐骨神经痛系指坐骨神经行经及其分布区，如臀部、大腿后侧、小腿后外侧和足部外侧等处的疼痛而言。其病一般以单侧为多，常见于中年男女。中医归入痹证范畴论治。

【临床症状】 患者常先有背部瘆痛和腰部强直感，几天后臀部、髋部向下扩散到小腿外侧和足背，此乃坐骨神经之通路也。其疼痛剧烈，痛如针刺，或有麻木感，少数患者发作频繁，疼痛可经年不愈。

注：检查法，坐骨神经沿途有触痛点，特别是臀中部、腘窝、小腿中部等处。移动肢体时其神经牵引疼痛，直腿高举试验阳性（将患肢膝关节伸直后慢慢抬高，离床面 30° ～40° 即感疼痛）。

【病因病机】 坐骨神经痛的主要症状是沿坐骨神经通路有剧烈疼痛，由臀部、髋部向下扩散到小腿外侧和足背。以中医的痹证归类法来划分，其痛剧烈，应归属为痛痹。但从部位来看主要痛在下部，并有窜走麻木感，“风伤于上，湿伤于下”，此证必兼挟风湿之邪。乃风寒湿邪侵及下部，流注经络关节，凝滞气血，经脉不通则重麻疼痛。

【治则】 祛风散寒除湿。

【方药】 桂枝芍药知母汤。

桂枝 12 克　防风 12 克　白芍 12 克　麻黄 6 克　白术 15 克　知母 12 克　生姜 15 克　甘草 6 克　制附片 30 克（先煎一小时）

另外，疼痛剧烈者可辅之以药外治。药用：生川乌 30 克、生草乌 30 克、吴萸 10 克，共为粗末，入食盐 125 克，炒至盐变深黄色和少许白酒，立即用布包熨患处，日二三次，可散寒止痛。

【方解】 本方乃《金匮·历节病脉证并治》篇之桂枝芍药知母汤。方用附片、白术温阳除湿散寒为主；以桂枝、麻黄、防风、生姜等助其温散之力；芍药配甘草缓急止痛，桂枝通阳化气，行十二经，走而不守，配麻黄疏散风寒，配芍药养血活血，配白术除湿；知母清热除虚烦，兼制他药之燥性。共奏祛风散寒除湿止痛之功。

【病案】 卢××，男，58 岁，建筑工人。1970 年 11 月初诊 。

患者右侧坐骨神经疼痛剧烈，从右侧臀部、髋部，向下扩散到小腿外侧和足背均感剧烈疼痛不可触摸，白天疼痛较轻，入夜疼痛加剧，甚则彻夜疼痛难眠，肢体移动时更觉牵引疼痛，且有困重感，胃纳不佳，舌苔白滑，脉象紧涩。辨为痛痹，风寒湿三气杂至合而为痹。今患者临床表现以疼痛为主，痛为寒甚，寒为阴邪，伤人之阳气，收引经脉，凝滞气血，疼痛剧烈，其痛的地点比较固定，而且又有困重感，外症恶寒无汗，为兼有风湿之象。治以温阳散寒为主，兼祛风除湿之剂，方用桂枝芍药知母汤加味。

制附片 60 克（先煎二小时） 桂枝 12 克 白芍 12 克 知母 12 克 麻黄 10 克 苍白术各 10 克 生姜 12 克 防风 12 克 甘草 6 克

每日一剂，水煎温服，每剂三煎，分三次服，连服 10 剂，疼痛大减。

二诊：改用四逆汤加桂枝。

处方：制附片 60 克（先煎二小时） 干姜 12 克 桂枝 24 克 炙甘草 12 克

水煎，每剂煎服三次，日一剂，连服 10 剂，病即告愈。

注：附片先多加冷水泡半小时后，武火煎两小时。若中途水不够只能加沸水，切不可再加冷水，免煎煮不够毒性难以散发，然后再入他药煎半小时，药汤以一次服 200～300 毫升为宜。第二、三煎，每次煎半小时即可。

在临床实践中，余用桂枝芍药知母汤治急慢性坐骨神经痛屡获奇效。

肠痈

肠痈是指肠内产生痈脓而出现右少腹部疼痛拒按的一类病证而言。

痈脓的产生，乃气血凝滞不通之故。如《灵枢·痈疽》篇“寒邪客于经络之中，则血泣，血泣则不通，不通则卫气归之，不得复反，故痈肿。寒气化为热，热胜则腐肉，肉腐则为脓”。此为寒邪入侵经络，血滞不通，卫气不能反复循行，聚集不散而成痈肿。痈肿积久不散，可化热腐肉成脓。肠痈乃生于肠内之痈脓，此痈脓可因寒温不调，喜怒不常，饮食不节，跌仆伤损，劳伤过度等因素皆可致大肠传化痞塞，湿热蕴积，气滞血瘀，聚积于肠管而发痈脓。肠痈者，肠生痈脓也。

“府气以通为贵”，肠痈之治，当以通为主。仲景治肠痈以痈已成脓或未成脓而定当下不当下。《金匮·疮痈肠痈浸淫病脉证并治》篇：“肠痈者……脓未成，可下之……脓已成，不可下也”。

后世医家又从脓已成和脓已溃而定轻重。如《外科正宗》：“已成，小腹肿而坚硬，小便数而不利，六脉洪数者险。已溃，时时下脓，里急后重，日夜无度，疼痛不减者重”。

余在临床中运用理气活血，除湿清热法，选仲景“四逆散”方加减治肠痈，取得良好效果，予以介绍如下。

【临床症状】 开始时上腹或脐周围隐痛，伴胃脘部不适，恶心呕吐，在数小时至一二天后，疼痛逐渐转向右下腹，此时右下腹有压痛或轻度反跳痛，热重则体温升高，腹痛较剧，口干渴、便秘、尿黄而少，舌苔微黄；湿重则身热不扬，头昏重，胸闷，恶心欲呕，腹胀，大便溏而不爽，尿黄而浊，舌苔白腻或微黄；气滞甚者则疼痛绕脐，恶心呕吐，痛点固定，有明显压痛，甚或可触及包块，大便正常或便秘，舌质正常或现紫色有瘀点。脉象，热甚则洪数，湿甚则濡数，气滞血瘀则弦涩。

【治则】 理气活血，清热除湿。

【方药】 柴胡 30 克　白芍 30 克　炒枳壳 12 克　生甘草 6 克　广木香 10 克　黄连 6 克　炒川楝 18 克

加减法：热重者加败酱草 30 克、红藤 30 克；大便秘结者加生大黄 9 克；湿甚者加苡米 30 克、冬瓜仁 30 克。

【方解】 此方治肠痈（阑尾炎）无论急性慢性均可服。急性者日一二剂，昼夜服，连服 5～7 天可痊愈；慢性者每日一剂，服 5～7 剂，症状可以完全缓解，但难根除，日后易复发，复发时仍可再服此方。本方系仲景“四逆散”加味而成。“四逆散”主治阳症热厥。《伤寒论》“少阴病四逆，其人或咳或悸，或小便不利，或腹中痛，或泄利下重者，此方主之。”“热厥”是由热邪入里，阳气被郁而致手足厥逆，同时还可能出现脘腹疼痛，或泄利不畅，里急后重等症状，皆因于气机不畅所致。因此，当用和解表里，疏理气机，调和肝脾之剂疗之。四逆散重用柴胡透热解郁，枳壳（实）下气泄热，一升一降，相互配合以和解表里，升清阳，降浊阴；重用白芍敛阴柔肝止痛，甘草和中益气，互相配合是仲景芍甘汤以缓急舒挛，和肝脾，解疼痛。四药配合，能达解热止厥止痛之目的，四药皆性味平和无毒，乃舒肝理脾之平剂。再加败酱草，红藤等清热解毒之品增强其清解之力，为治肠痈之效方。

【病案】 1969 年秋我参加巡回医疗队到四川省武隆县江口区文复公社。当时该公社炊事员何××，男，45 岁，突然脐周疼痛拒按，伴胃脘不适，恶心呕吐。数小时后，疼痛转向右下腹，并逐渐加剧，右下腹有明显压痛和反跳痛，体温高达 39℃，口干口渴，尿黄量少，蜷卧于床，当日大便未行，舌苔黄腻，脉象弦数。医疗队西医们诊断为“急性阑尾炎”，主张立即手术治疗，但患者及家属坚决拒绝，要求用中药治疗。余以疏肝理气、活血、除湿清热之法，用四逆散加味。

柴胡 30 克　白芍 30 克　炒枳壳 12 克　生甘草 5 克　黄连 6 克　广木香 12 克　川楝子 18 克　败酱草 30 克　苡仁 25 克　冬瓜仁 30 克

急煎，日二剂，昼夜服。第二天疼痛大减，中药改为每日一剂，续二剂。三天后疼痛完全消失，尚食欲欠佳，疲乏无力。第四天拟以柴芍六君子汤三剂善其后，一星期病愈。我在该地工作半年期间，未见其病复发。

泄　泻

泄泻系指便次增多，便质稀薄不成形，甚至泻水样便而言。单纯便次多而不稀薄者不能称为泄泻。临床所见有大便习惯性三四天一行，且便干者，称为习惯性便秘；亦有习惯性一日二次大便而无不适者，不为泄泻，此多与饮食有关。譬如以红薯为主食者，因红薯宽肠，可日大便二三行。单大便不成形而便次不多者，谓之“便溏”或“鸭溏”（便如鸭屎不干）。必须便次多且便稀薄者，方可称之为泄泻；其便如水样、见水多质少者，名曰水泻。

泄泻之病四季皆有，以夏秋两季为多。此病中医认识较早，首见于内经，如《素问·金匮真言论》：“长夏善病洞泄寒中”；《素问·阴阳应象大论》：“清气在下，则生飧泄……湿胜则濡泄”。故有“泄”与“濡泄”之称。后世医家更有“大肠泄”、“暑泄”、“久泄”、“五更泄”、“鸡鸣泻”、“洞泻”、“水泻”等名称。汉唐时尚有“下利”之称，如仲景《伤寒论》284条：“太阴之为病，腹满而吐，食不下，自利益甚”；284条：“自利不渴者属太阴，以其脏有寒故也”；厥阴篇还有“食则吐蚘，下之利不止”，“下利清谷”等论述，此“下利”实指泄泻而言。泄泻与下痢有别。下痢者便稀薄且便次多，多兼有便带黏液脓血，及里急后重之症状。

古人对“泄”与“泻”尚有分别。如明代《丹台玉案》：“泄者，如水之泄也，势犹舒缓；泻者，势似直下”（瀑布直下，势急也）。二者虽微有不同，但其病机则一，皆为脾胃功能败伤所致，故多泄泻并称。

重庆地区春秋多雨，冬天多雾（世界三大雾都之一），夏天酷暑暴热（三伏天极热时，室温可达40℃左右，且日夜温差极小，为全国三大火炉之一）。人多饮冷，喜居阴湿之地，故四季多湿。湿易为患则病水泻。（注：据气象资料记载，四川系副热带湿润气候，气温变化和缓，盆地年平均气温在16～18℃。盆内雨量充沛，四季较为均匀，加上由于盆地特殊地形，使之成为全国多云和多雾中心，也是全国日照最少的地方。四川，四周环山，盆内潮湿空气不易外流，雾不易消散，使盆内年相对湿度平均在76%～85%，而人类生活感到舒适的相对湿度是30%～37%。重庆湿更甚于盆地其余地区，故患泄泻病者终年不绝，夏秋季水泻病患尤多。）今水泻之病，医者多以苦寒泻火，清热解毒之品投之而不效。故余特就“水泻”之证论之。

【临床症状】 肠鸣腹痛阵作，大便泻水，谷质甚少，腹痛时不能忍受，非便不可，便时一泻而罢，如鸣枪之状（川东农村俗称为打标枪），量虽不多，但不坠重，小便量少色淡黄，食欲减退，或虽能食亦不敢多食，噫气，矢气频作，腹微胀满，口或干苦，或微渴，舌苔淡白或微黄润滑。脉左右俱沉或微沉，或左右关偏紧、偏弦、偏涩，以脉不浮数为特征。

【病因病机】 由于多饮凉茶凉水、雪糕、生冷瓜果及饮食冷热杂投，及致脾胃消化力减弱，分泌运化失常，水谷不分而成水泻，或名洞泻。

【治则】 香温消食，甘平利水。

【方药】 煨肉豆蔻10克　石菖蒲15克　炒二芽各15克　神曲12克　广藿香12克　广木香9克　黄芩9克　法半夏12克　水灯心30克　大腹皮12克　茯苓12克

加减法：此方加减法颇多，不一一列举。但总的原则是以甘平利水、香温导滞之品为宜，决不可任意采用寒凉之品及清热解毒杀菌之药，以防败伤脾胃之阳气。若阳气损，湿难除，病必不愈矣！方内之黄芩，若无口苦胆热症状亦当去之。

【方解】 方用肉豆蔻、石菖蒲辛温香窜，辛能散能消，温能和中通肠，香窜入脾开胃消食；并佐二芽、广藿香、广木香、法半夏，以达香温行气、理脾开胃、消食止泻之功；辅以茯苓、大腹皮、水灯心甘平利水之品，小便通，湿浊化，大便实，泄泻止；更以黄芩清热利胆除口干口苦。此外，冬瓜仁、冬瓜皮、猪苓、泽泻、扁豆、苡仁、莲子肉、怀山药等甘平健脾祛湿利水之品，可在泄泻缓解后选用。

【病案】 李××，女，28岁，干部。门诊号20613。

1963年8月24日就诊。

入秋以来，连晴高温，天气酷热，人多烦热难耐，心中似火灼，患者整日冰水、西瓜、凉粉、热面杂投。昨天下午始感脘腹胀痛，入夜肠鸣，腹痛阵作，泻水如注，行已有五次，今晨又二行，不坠重，尿少，不思食，气怯弱，疲倦乏力。

查：苔白润，脉弦濡。大便化验为水质便，无黏液脓血。

辨证：患者病于夏秋，冷热杂投，湿邪内阻，中阳伤损，脾运不健。脾本为胃行其津液，今脾失健运，谷食入胃，胃失研磨腐熟水谷以化生精微之功，故水反为湿，谷反为滞，“精华之气，不能输化，致合污下降”，而洞泻频作，此即《内经》“脾病者，虚则腹满肠鸣飧泄”之谓也。中阳既伤，脾气必衰，胃纳呆滞，故不思食。“谷不入，半日则气衰，一日则气少”，故气怯弱；脾不散精，故疲倦乏力；水湿皆走大肠而尿液少。综上观之，此证实为湿浊内伤中阳，脾胃功能失常，谷不化精，反变败浊，而走下窍，发为水泻。故治宜辛温香窜以温中阳、燥湿浊，并辅以甘平利水，和中止泻。拟方如下：

煨肉豆蔻 12 克　石菖蒲 12 克　炒二芽各 25 克　六神曲 12 克　广木香 9 克　广藿香 12 克　茯苓 12 克　冬瓜仁 30 克　榔片 10 克

水煎，每日二剂分四服。连服两天。

二诊：药后洞泻已止，食欲尚差，疲倦乏力，苔白薄，脉细弱。此泻虽止，湿尚未净，正气未复，拟香砂六君子汤加味，健脾胃，和中化湿，以善其后，而收全功。

痢　疾

痢疾以发热、腹痛、便下赤白脓血、里急后重为其主要临床表现 。

本病《内经》称为“肠澼”，《金匮》称为“下利”。《金匮·呕吐哕下利病脉证治》篇论下利的条文计 24 条之多，对痢疾一病的证治已作了详尽的论述。如 341 条“下利便脓血者，桃花汤主之”；342 条“热利下重者，白头翁汤主之”；344 条“下利清谷，里寒外热，汗出而厥，通脉四逆汤主之”。宋代以前的方书还有称痢疾为“滞下”者。如《济生方》：“今之所谓痢疾者，古所谓滞下也”。隋·《诸病源候论》有“赤痢”、“热痢”、“血痢”、“脓血痢”、“赤白痢”等名称；又以病程长久的称为“久痢”，时愈时止的称为“休息痢”。金元时代已知痢疾有极强的传染性。如元·《丹溪心法》：“时疫作痢，一方一家之内，上下传染相似”，故又有“时疫痢”之称。

痢疾多由感受湿热疫毒等时邪，内伤生冷不洁之饮食，犯及脾胃与肠道，“邪毒”与脾胃肠道之气血相结，化为脓血而下，则成痢疾也。

痢疾一病四时皆有，夏秋为多，男女老幼均可罹患，儿童特多。痢疾为临床所常见。痢疾一证又有“疫毒痢”、“虚寒痢”、“休息痢”、“赤白痢”、“湿热下利”、“积滞下痢”等多种类型。余临床所见以“积滞下痢”、“湿热下利”、“赤白痢”为多，特就此论述如下。

一、积滞下利

【临床症状】 腹部微痛，大便泻白色稠黏液汁，坠胀欲解，解便次多量少，一昼夜达八九次或二三十次不等，小便色微黄不畅，或与大便同解，中脘常微胀痛，嗳气多，矢气少，或口干苦，手心发热，舌苔微白或淡黄。脉左右俱沉，或微沉不浮，或微弦，或微紧，或滞涩。

【病因病机】 夏末秋初时节，因多吃生冷之物，或冷热兼进，引起大小肠蠕动力减弱，日久转变为下焦湿热。中焦无病，因善饥多食，致积食停滞胃脘。中焦有积食，下焦有湿热，故病变发生在中、下二焦。

【治则】 消化中焦之积食，清解下焦郁滞之湿热。

【方药】 煨肉豆蔻10克　广木香9克　槟榔9克　山楂炭12克　建神曲12克　秦皮12克　高良姜12克　黄芩10克　石菖蒲15克　水灯心30克

加减法：积食甚者去肉豆蔻，加草果仁9克；水湿甚小便不利者加茯苓12克、苍术9克。

【方解】 方用肉豆蔻、神曲、山楂、槟榔，消食化积散瘀；广木香、高良姜行气止痛，以消中焦之积食；秦皮、黄芩、石菖蒲，清热燥湿，泻火解毒；水灯心清热利水；广木香、槟榔还有理气行水的作用，气机畅，水气行，湿可除，下焦湿热可解。

此为积食与湿热兼杂之病，非寒与热感染之病，不可用黄连、黄柏、栀子一类苦寒之品，免伤脾胃之阳气，亦不可用干姜、肉桂、吴茱萸等辛热之药，以防耗伤阴津。

【病案】 刘××，男，2岁半。1967年秋就诊。

患儿于仲秋时节，多吃猪蹄汤，又吃柚子后起病。初时日泻稀便三四行，无坠重之感，医以黄芩、黄连、氯霉素、合霉素等治之，病不解，泻更甚，至日夜下稀便十余行，坠重，但无脓血。查苔黄滑，脉弦数，诊为食滞中焦，气机不利，水气不行，水食郁积，生湿化热，致成下利。拟化食消积清热理气和中之剂。

焦山楂肉9克　神曲9克　槟榔6克　广木香3克　水灯心12克　秦皮6克　高良姜3克　黄芩5克　石菖蒲5克　炒草果仁3克

水煎，日一剂煎二次，四次分服，连服三剂。药尽病瘥。

二、湿热下利

【临床症状】 腹痛即欲大便，坠胀后重，日夜行六七次，乃至二三十次，大便系腐化的清粪兼杂白色黏液，或淡赤色和赤色，肠不鸣，但腹时微痛，腹部痞胀，小便次数多而量少，尿色淡黄，或与大便同解，无痛苦感。口微苦或微渴，食少或不思食，但不噫气，不矢气，身体软弱，多郁闷，但不烦躁，下焦症状与积滞下利略同，只是坠胀较甚，下利次数更多。舌苔白淡，水气重者白兼淡黄色。脉左右俱沉濡，如兼有表病亦可出现浮脉。

【病因病机】 由于吃生冷及冷热兼杂之食物和饮冷水过多，停滞于大小肠之中，蕴酿而成湿热，湿胜则濡泻，湿气多滞，乃有坠胀而解不出之状。

【治则】 疏化中焦湿热，促进水谷分清泌浊，各从其道而走，下利自止。

【方药】 黄柏炭 9 克　黄芩 9 克　秦皮 9 克　高良姜 9 克　槟榔 9 克　广木香 12 克　石菖蒲 15 克　水灯心 30 克　木通 12 克

加减法：如兼表证有寒者加羌活 9 克，有热者加粉葛根 15 克；有呕吐者加法半夏 9 克、广藿香 12 克。

【方解】 方中黄柏、黄芩、秦皮，清湿热、泻火毒，治痢为主；用槟榔、广木香、水灯心、木通，理气机，消积食，行水气，解热毒；高良姜、石菖蒲化湿、和中、止痛。上药合奏清热燥湿，泻火解毒，消食行滞，理气行水之功。

说明：此是中下焦湿热下利，与白头翁汤证之热利下重决不相同，临证之时当细诊审之。

【病案】 赵××，女，23 岁，售货员。1963 年 8 月 11 日诊。

昨日在某餐馆吃凉拌白肉，当晚腹痛腹泻，坠重解而不畅，至今晨已七行，微恶寒发热，口干欲呕，不思食，查苔白润，脉浮弦。大便镜检：脓球＋＋，吞噬细胞少许。诊为湿热下利，兼挟食滞。拟清热燥湿，消食导滞之剂疗之。

黄柏炭 10 克　黄芩 10 克　秦皮 10 克　槟榔 9 克　广木香 10 克　广藿香 12 克　白芍 12 克　法半夏 10 克　楂、曲各 12 克水煎服，每日一剂，三剂而愈。

三、赤白痢

【临床症状】 起病急，先畏寒发热，恶心呕吐，随之即出现腹泻，先泻时大便中尚有粪质，以后大便中有大量黏液及血丝，呈红色胶冻样，量较少，每天可大便10～20次，有明显里急后重之感，并可伴有左少腹痛。中医尚有“赤痢”（便以红多白少为特点）、“白痢”（便以白多红少为特点）、“赤白痢”（便中红白相兼）等区别。

【病因病机】 “外感时邪，内伤饮食”，湿热邪毒乘虚内犯，与肠道气血搏结，化为脓血致成痢疾；因湿邪蕴结，气机郁滞，故有坠重之感。其赤痢属热重于湿，热伤肠络而发；白痢属湿重；赤白痢属湿热两重。

【治则】 赤痢治宜清热解毒为主，辅以除湿。白痢治宜除湿导滞为主，辅以清热解毒。赤白痢治宜清热解毒除湿导滞并重。

【方药】

赤痢方药：黄连6克　黄芩12克　广木香10克　槟榔10克　黄柏炭9克　白头翁24克

白痢方药：葛根24克　石菖蒲18克　秦皮12克　水灯心30克　败酱草30克　银花藤30克　车前草30克

赤白痢方药：黄连9克　黄芩12克　黄柏炭9克　白头翁24克　秦皮24克　槟榔9克　葛根24克　广木香9克

【方解】 凡热痢下重者，以白头翁汤为主方，临证时可因证化裁之。

白头翁汤乃仲景治热利下重之主方。方用白头翁清热解毒，凉血治痢为主药；黄芩、黄连、黄柏、秦皮，燥湿清热、泻火解毒，以助白头翁治痢之功。上药合用清热解毒，凉血止痢。临床之时，可随证增损。气滞者加广木香、槟榔、白芍等行气止痛之药；食积者，可加查曲、二芽等消食化滞之品；水气不行者，可加茯苓、木通、车前草、水灯心等渗水利湿之品；毒热重者，可加银花、连翘、败酱草、虎杖等清热解毒之品；赤痢血多者，可加赤芍、丹皮、生地、地榆等活血凉血之药；兼表证者，可加葛根、羌活、柴胡等品。

【病案】 黎××，男，35 岁，工人。住院号 16841。1963 年 7 月 2 月因发热、腹痛、腹泻入院。

发热（体温 38.6℃）、腹痛、腹泻，日十余次，坠重明显二天。入院后便次更频，下淡红水样便，坠重，几至登厕下少许淡血水便，无质，离厕又坠胀欲便，日夜无度。查苔黄腻，脉弦数。大便镜检：脓球＋＋＋，红血球＋＋，吞噬细胞＋。辨为热毒下痢。

因二天来少进饮食，给予支持疗法补液。中药治疗宜以清热解毒，凉血止血为大法，方用白头翁汤加味。

白头翁 24 克　黄芩 10 克　黄连 10 克　黄柏炭 12 克　秦皮 24 克　广木香 9 克　白芍 24 克　槟榔片 9 克

水煎，日二剂，日服四次，夜二次。

三日后便泻次数及坠胀均减，改为每日一剂，进流质饮食。一周后大便成形，腹中知饥，改半流饮食，停服汤药，共住院 11 天，病愈出院。

肝炎、肝硬化

在祖国医学中，无肝炎、肝硬化这一名词，但是与这种病相类似的记载，早在二千多年前《内经》上已有所认识和描述，后代医家又有所发展。急性黄疸型传染性肝炎，应归入中医的天行黄疸类。如《金匮》云："黄疸之病，当以十八日为期，治之十日以上瘥，反剧为难治"。其所指，即此类病也。慢性肝炎和肝硬化，应包括在胁痛、积聚、臌胀等证候项内。

古人在与疾病作斗争的长期医疗实践中，积累了丰富的治疗经验，这不仅有历史意义，而且还具有现实意义。因此，重温历代医家对肝病的论述，取其精华，弃其糟粕，对今天我们治疗肝炎、肝硬化是有所教益的。

本文内容分六个部分：一、古为今用；二、急性肝炎；三、重型（暴发型）肝炎；四、慢性肝炎；五、肝硬化；六、几点体会。

一、古为今用

《素问》论肝与其他脏腑的生理关系：第一，“食气入胃，散精于肝，淫气于筋。食气入胃，浊气归心，淫精于脉，脉气流经，经气归于肺，肺朝百脉，输精于皮毛，毛脉合精，行气于府，府精神明，留于四脏，气归于权衡，权衡以平……以决死生”。说明了肝、心、肺对气血营卫起到极其重要的作用。经消化后的食物精华，要输送到全身各个组织，必须经过“散精于肝”、“浊气归心”两个过程。在精华输布过程中，肝主贮藏养料，心主循环血脉，为输送营养的总枢，肺能调节百脉回流。内脏得到营养供应后，才能发挥正常的功能。第二，“肝者，将军之官”，说明肝还有抗御外侮的作用，即解毒的作用。第三，“五十岁，肝气始衰，肝叶始薄，胆汁始减，目始不明”，说明人生渐入老境，肝功能也处于衰退状态了。

以上是《内经》论肝的生理和功能的一部分。在治疗肝病中如何联系？我认为无论肝炎或肝硬化，必须遵循以下三个治疗原则。第一，要注意饮食。如因患肝炎或肝硬化而引起饮食减少，消化不良，就要兼顾脾胃，增强食欲，以保证有足够的食物精华“散精于肝”，使肝脏得到充分的营养。第二，肝脏有解毒的作用。肝炎是由病毒引起的传染性疾病，特别是急性肝炎，一定要选用清热解毒的方药。凡是有毒性的药物对肝脏都是不利的，均当禁用。第三,五十岁以上的人“肝气始衰”，也就是肝的功能处于衰退之时，无论治疗肝炎或肝硬化，都应以固正除邪为大法进行保肝，切不可任意攻伐，免犯虚虚之戒。

《素问·脏气法时论》曰："肝病者，两胁下痛引少腹，令人善怒"。《灵枢·邪客》篇曰："肝有邪，其气流于两胁"。《灵枢·五邪》篇："邪在肝，则两胁中痛"。《灵枢·邪气脏腑病形》篇曰："肝脉微急为肥气，在胁下若复杯"。《素问·六节藏象论》曰："肝者，罢极之本"（注：罢读疲，筋劳曰罢）。这些描述说明了肝病是以胁痛、肝肿大、胀气、疲劳为主要症状。《素问·阴阳应象大论》曰："怒伤肝"。《生气通天论》曰："风气通于肝"，"风邪伤肝"。说明肝病之因有内伤外感之分。《平人气象论》曰："平肝脉来，软弱招招，如揭长竿末梢，曰肝平；……病肝脉来，盈实而滑，如循长竿，曰肝病；死肝脉来，急益劲，如新张弓弦，曰肝死"。这是古人从临床中得出的肝脏无病脉、有病脉、甚至死脉的宝贵经验。总之，《内经》中有关肝病的论述给我们治疗肝炎和肝硬化以有益的启示 。

历代医家对肝病的论述颇多，积累的经验是极为丰富的。除引上述《内经》论述之外，又如《伤寒杂病论》："见肝之病，知肝传脾，当先实脾"；"上工治未病，中工不晓相传，惟治肝也"。指出了治肝病应从整体出发，不要单独治肝。为什么肝病要肝脾同治，或肝脾肾同治。唐·孙思邈《千金要方》说："病先发于肝者，头目眩，胁痛支满，一日而之脾，闭塞不通，身体痛重，二日之胃而腹胀，三日之肾，少腹腰背胫痠"。明·张景岳说："胁痛之病，本属肝胆二经，以二经之脉皆循胁肋故也。然而心、肺、脾胃、肾与膀胱皆有胁痛之病，此非诸经皆有此症，但以邪在诸经，气逆不解，必以次相传，延及少阳厥阴，乃至胁肋疼痛。故凡以焦劳忧虑而致胁痛者，此心肺之所传也，以色欲内伤，水道闭塞而致胁痛者，此肾与膀胱之所传也。传至本经，则无非肝胆之病矣。至于忿怒疲劳、伤血、伤气、伤筋，或寒邪在半表半里之间，此自本经之病。病在本经者直取本经，传至它经者，必拔其所病之本，自无不愈矣”。又说：“凡房劳过度，肾虚羸弱之人，多有胸胁间隐隐作痛，此肝肾精虚不能化气，气虚不能生血而然。凡人之气血不虚则不滞，虚则无有不滞者，倘于此证不知培气血，而但知行滞通经，则愈行愈虚，鲜不殆矣”。

这些论证，说明肝病有外感和内伤之分。在治疗上应分析病情，或治本病，或兼治它病，应随证处理，才能在治疗肝病时收到较好的效果。

二、急性肝炎

考中医书籍无“肝炎”的名称，西医谓本病是由病毒所引起的急性传染病，主要是通过消化道而传染。常见的有黄疸型和无黄疸型。黄疸型肝炎与中医认为由湿热所引起的天行黄疸相似，无黄疸型肝炎与中医认为由肝热郁滞所引起的胁痛、痞块、肝郁气滞等病相符。病因有内伤和外感不同，内伤多因脾胃素虚，加之饮食不慎或嗜好饮酒或多食油腻之物，以致湿郁热蒸，脾失健运，肝失疏泄，兼感时邪而发病。如迁延不愈，肝脾两伤，气滞血瘀，酿成慢性。外感则多由感受湿热毒邪所致。

少数重型（又称暴发型）肝炎，应归入中医“急黄”的范畴。其病势急骤，热毒炽盛，每易迅速内陷营血，预后不良，须中西医及时抢救，切不可疏忽大意。

（一）黄疸型传染性肝炎

本病二至四周前有与传染性肝炎患者密切接触史。大多数病人在黄疸出现前，有消化不良，食欲不振，恶心，时有呕吐，右胁下和上腹部往往胀痛不适，伴有倦怠乏力，畏寒头痛，咳嗽流涕，肢体疼痛、发热等证。此时往往易误诊为流行性感冒，直到巩膜和皮肤出现黄疸，尿如浓茶色，才想到黄疸之病，而延误治疗。黄疸之病早期诊断很重要。临证时必须进行腹诊，如发现肝脏肿大，肝区有触痛和叩击痛，再参考化验检查，一般是不难早期确诊的。

黄疸型肝炎，中医分为阳黄症和阴黄症两种。阳黄者，由风湿外伤或酒食内伤，湿热交蒸所致。其证为巩膜和皮肤黄色鲜明如橘子色，身热烦渴，或躁扰不宁，或消谷善饥，或小便赤涩热痛，或大便秘结，舌红苔腻，脉象洪滑有力，或弦数而实。阴黄者，是无黄疸阳证阳脉者。凡七情伤脏，劳倦伤形，使中气损伤而成阴黄。其证为巩膜和皮肤黄色暗晦，神思困倦，言语轻微，畏寒少食，喜静恶动，四肢怕冷，自汗泄利，舌淡苔滑，脉象沉迟细弱，或虚软无力。清代叶天士《临证指南医案》对阳黄阴黄之病机有极精辟的论述："黄疸身黄目黄溺黄之谓也，病以湿得之，有阴、有阳、在腑、在脏。阳黄之作，湿从火化，瘀热在里，胆热液泄与胃之浊气共并，上不得越，下不得泄，熏蒸遏郁，侵于肺则身目俱黄；热流膀胱，溺色为之变赤，黄如橘子色。阴黄之作，湿从寒化，脾阳不能化热，胆液为湿所阻，渍于脾，浸淫肌肉，溢于皮肤，色如熏黄"。叶氏对阳黄阴黄从湿热寒湿辨证，皆与胆液为湿所阻有关，是很有参考价值的。在治疗上，汉·张仲景治湿热黄疸用茵陈蒿汤，寒湿阴黄用茵陈四逆汤，是有效的方剂，为汉以后的医家所采用。余在临床之时，所遇到之黄疸型传染性肝炎病人，多属湿热阳黄，很少见到虚寒阴黄者。

黄疸型肝炎，我所见者，以小儿为最多。黄疸之成，乃时行热毒，湿邪郁伏所致，因而采用清热解毒、利湿化浊为治则。中医治疗黄疸，特别重视辨证施治。一般可以归纳为湿热并重，热重于湿，湿重于热三个类型，兹分别论述如下。

1. 湿热并重型

【临床症状】 低热畏寒，头重眩晕，口干苦或渴，心烦不宁，食欲减退，或恶心呕吐，肢体倦怠，肝区疼痛不适。继之，巩膜和皮肤出现黄疸，鲜明如橘子色，尿色加深如浓茶，大便泻或秘，黄疸加深时，大便呈灰白色，舌质红苔黄腻，脉洪滑或弦实。腹诊肝脏多肿大，质软，有触痛和叩击痛。化验检查肝功异常。

【治则】 清热解毒，除湿化秽。

【方药】

方一：茵陈 30 克　满天星 30 克　板蓝根 30 克　山栀 10 克　大黄 6 克　滑石 20 克　木通 12 克　车前草 30 克　金钱草 30 克

加减法：黄疸消退后，可去满天星、金钱草；热已减轻，口不干苦，或大便偏溏者可去大黄；小便清长者可去滑石、木通；食欲不振者可加鸡屎藤、侧耳根、麦芽等。

服法：每日煎服一剂。

方二：茵陈　满天星　板蓝根　败酱草各 30 克　胆草 10 克　水灯心草　车前草　金钱草各 30 克　刺黄芩 12 克

加减法：黄疸消退后，去满天星，热减轻者去胆草；小便清畅者去车前草；食欲不振者加鸡屎藤、侧耳根（侧耳根即蕺菜）；肝区疼痛者加泽兰叶、香附。

服法：每日煎服一剂。

方三：茵陈、满天星、板蓝根、金钱草、车前草各 30 克　黄连 6 克

服法：每日煎服一剂。

方四：糯稻根（糯稻茎亦可）60 克，用清水煎半小时，取汁加入白糖少许，代饮料频服。

说明：上药方均为成人量，小儿酌减。

治黄疸型肝炎，古代医家有谓“利小便为治黄总诀。”除祛湿专用利尿的药物外，采用清热解毒的药物，对本病治疗尤为重要。除上述方载的清热解毒药物外，还有蒲公英、紫花地丁、鱼鳅串（马兰）、银花藤、天葵子、野菊花、半枝莲、白花蛇舌草、夏枯草、石指甲、大小蓟、葎草等清热解毒药可以选用。

【病案一】 杨××，男，32 岁，工人。

1968 年 6 月患黄疸型传染性肝炎。查：黄疸指数 50 单位，

谷丙转氨酶 400 单位，麝浊 12 单位，锌浊 20 单位。证见畏寒低热，两胁胀满微痛，食欲不振，精神疲倦，皮肤和巩膜黄染如橘子色，小便涩黄如浓茶，口干苦不甚渴，大便灰白色。腹诊：肝能触及、质软，肝区有触痛。脉弦滑，舌红苔黄腻。西医诊断为急性黄疸型传染性肝炎。中医辨证为湿热并重。服“方一”十日内黄疸消退，症状基本消失。原方去满天星、滑石，再服两周，肝未触及，肝功恢复正常。再守方一周即停止服药，饮食调养，以后未复发。

【病案二】 陈××，男，42 岁，干部。

1970 年 3 月开始出现精神倦怠，食欲不振，恶心呕吐，微恶寒，发热。以后尿如浓茶色，巩膜及皮肤黄染，未见出血点，无瘙痒，肝肿大，质软，有触痛，脉弦实，苔白厚，口干苦微渴。化验检查：黄疸指数 40 单位，谷丙转氨酶 360 单位，麝浊 18 单位，锌浊 22 单位。西医诊断为急性黄疸型传染性肝炎。中医辨证为湿热两重。服“方二”一周后，黄疸消失，胃纳好转，守方两周，自觉肝区无不适之感，肝功恢复正常，但肝仍能触及，再守方二周，肝不能触及。

【病案三】 周××，女，10 岁，学生。

1973 年 4 月患黄疸型传染性肝炎。初起寒热往来，恶心，胃纳不佳。以后发现尿色深黄，巩膜及皮肤黄如橘子色。肝能触及，有叩击痛。脉弦数，舌红苔黄腻，口干苦微渴。化验检查：黄疸指数 60 单位，谷丙转氨酶 500 单位，麝浊 14 单位，锌浊 20 单位。西医诊断为急性黄疸型传染性肝炎。中医辨证为湿热并重之黄疸。服“方三”一周内黄疸消失，二周内症状消失，饮食恢复正常，四周内肝不能触及，肝功恢复正常。再守方一周，即停止服药。

【病案四】 1969 年 10 月，我参加巡回医疗去涪陵地区武隆县文复公社。该公社地处高山区，是缺医少药的地方。当时，第五生产大队社员肖××，全家三个孩子均染急性黄疸型传染性肝炎，巩膜和皮肤鲜黄如橘子色，尿色深黄，胃纳不佳，脉弦数，舌苔黄腻。肝能触及，有明显触痛和叩痛。惟山区缺乏化验检查，服中药经济条件不具备，此时已是秋收之后，糯稻根须也找不到，只有用干糯稻茎，每人每日 60 克，煎水兑入白糖少许，作饮料频服，连服十日黄疸消失，守方二十日，肝不能触及，再服半月后停药，以后未复发。

注：糯稻根须性平味甘，入肝、肺、肾三经，有养胃、清肺、健脾、退虚热之功。

2. 热重于湿型

【临床症状】 巩膜及皮肤黄染如橘子色，尿色深黄，肝脏肿大，肝区有触痛及叩痛。化验检查肝功异常。除具有一般黄疸型肝炎共有症状外，还有心烦，口干苦而渴，或大便秘结，脉数，苔黄等热重于湿的症状。

【治则】 清热解毒，利湿化秽

【方药】

方一：山栀 12 克　大黄 6 克　茵陈 30 克　满天星 30 克　板蓝根 30 克　连翘 15 克　小蓟 30 克　六一散 20 克　木通 12 克

加减法：黄疸消退后，去满天星，大便溏泄者去大黄，胃纳差者加鸡屎藤、鱼腥草，肝区疼且腹胀气者加广木香、青藤香、佛手。

服法：水煎，每日服一剂。

方二：茵陈、满天星、板蓝根各 30 克　胆草 10 克　黄芩 12 克　败酱草　金钱草　车前草各 30 克

加减法：肝区疼痛者加泽兰叶、香附，胃纳差者加鸡屎藤、鱼腥草，黄疸消退者去满天星，小便畅利者去金钱草。

服法：水煎，每日一剂，三服。

【病案一】 李××，男，38 岁，干部。

1968 年患黄疸型传染性肝炎。巩膜和皮肤黄如橘子色，尿

色深黄如浓茶，大便秘结，口干苦而渴，心烦不宁，脉弦数，苔黄腻舌红。查体：肝在肋下 2 厘米，有触痛和叩痛。化验检查；谷丙转氨酶 500 单位，麝浊 14 单位，锌浊 17 单位，黄疸指数 45 单位。西医诊断为急性黄疸型传染性肝炎。中医辨证为热重于湿之黄疸。服“方一”，六天后黄疸消退，连服二十天症状消失，肝功恢复正常。再守方二周，以巩固疗效，后未复发。

【病案二】 陈×，女，6 岁。

1973 年 2 月患黄疸型传染性肝炎。查体：肝于肋下可触及，有明显触痛。化验：黄疸指数 60 单位，谷丙转氨酶 400 单位。证见巩膜和皮肤黄染，小便深黄，口干苦，心烦不宁，脉象弦数，舌质红苔黄腻。西医诊断为急性黄疸型传染性肝炎。中医辨证为热重于湿之黄疸。经服“方二”七天，黄疸消退，十四天后肝脏已不能触及，二十天后诸证消失，肝功恢复正常。

3. 湿重于热型

【临床症状】 巩膜和皮肤发黄，尿色深黄，肝脏肿大，肝区疼痛，身体困重，胸脘痞满，泛酸，口干不欲饮，或口甜淡，舌苔白腻，脉象弦濡，肝功化验异常。

【治则】 除湿化秽，清热解毒。

【方药】

方一：茵陈 30 克　满天星 30 克　猪苓 10 克　茯苓 12 克　泽泻 12 克　苍术 10 克　滑石 20 克　通草 6 克　佩兰叶 12 克　炒山栀 10 克　石指甲 60 克

加减法：肝区疼痛者加广木香、郁金；胃纳差，恶食油腻者加白蔻、麦芽；黄疸消退者去满天星；小便畅利者去滑石、猪苓。

服法：煎服，每日一剂。

方二：茵陈、满天星、水灯心草、车前草、板蓝根、鱼腥

草、通花根各 30 克　石指甲 60 克　金钱草 30 克（鱼腥草即蕺菜，石指甲即翠盆草）

加减法；肝区疼痛者加泽兰叶、香附；胃纳差加鸡屎藤；黄疸消退者去满天星；小便清畅者去车前草。

服法：煎服，日一剂，三服。

【病案一】 郭××，女，36 岁，工人。

1969 年 6 月，突然寒热往来，两胁胀满微痛，恶心，饮食少进，身体困重，精神不振，以后巩膜和皮肤黄染，小便赤涩而少，口干不渴，大便灰白，脉象濡滞，舌苔白滑。化验检查：黄疸指数 40 单位，谷丙转氨酶 650 单位。西医诊断为急性黄疸型传染性肝炎。中医辨证为湿重于热之黄疸。服“方一”，三天后低热退，十天内黄疸消，食欲好转，两周内症状消失。再用原方去满天星、车前草，守方服半月，复查肝功，已恢复正常。

【病案二】 李×，女，8 岁，学生。

1973 年 6 月，患者巩膜及皮肤黄染如橘子色，食欲不振，尿色深黄，口干不渴，身体困重，脉象弦濡，舌苔白滑。腹诊：肝于肋下可触及。化验：黄疸指数 40 单位，谷丙转氨酶 550 单位。西医诊断为急性黄疸型传染性肝炎。中医辨证为湿重于热之黄疸。经服“方二”，一周内黄疸消退，四周内症状消失，肝功恢复正常。

总之，临床所见急性黄疸型传染性肝炎多属湿热发黄，即古人所谓阳黄症也。属虚寒发黄的阴黄症少见。我认为，茵陈蒿汤不但除黄迅速，而且对消缩肿大之肝脏和缓解肝区疼痛、恢复肝之功能，有明显的作用，是治疗急性黄疸型传染性肝炎的有效方剂。根据病情分辨热重湿重，进行加减运用，更可提高疗效。如黄疸症状较重者，重用大黄、茵陈。急性黄疸患者往往伴有身倦脘闷，消化不良等症，此为湿热之邪阻滞气机，与脾胃虚弱、脾虚气弱所致的身倦脘闷显然有别。如误认为后者，滥用温补之品必将影响疗效，延长病程；而用大黄治之，不但倦怠可解，胸闷可除，食欲亦可大增，故治阳黄症必用大黄、茵陈也。方中有加用草药的，也以茵陈蒿汤化裁为主。

（二）无黄疸型传染性肝炎

无黄疸型肝炎与黄疸型肝炎的症状基本相同，仅以无黄疸为别。其症状为胃脘胀痛，食欲不振，恶心，右胁胀痛，有时放射到左胁及后背，心烦善怒，恶梦纷纭，有时失眠，心跳气短，倦怠无力，大便秘结或作水泄，小便色黄，右胁有硬块，按之有压痛，有的轻度发热等症。无黄疸型肝炎比黄疸型肝炎症状略轻，往往因无黄疸而被忽略，也常与慢性肝炎相混淆，故须作鉴别。无黄疸型肝炎往往不如黄疸型肝炎治愈迅速，及时治疗也要超过一个半月，如治不及时，往往变为慢性肝炎。根据我临床所见，可分为肝热郁滞、肝热湿滞、肝热气滞几个类型。急性期多属实证，慢性肝炎多属虚证，兹分别论述如下。

1．肝热郁滞型

【临床症状】 右胁胀痛灼热，有时放射到左胁及后背，心烦善怒，恶梦纷纭或失眠，大便秘结，小便深黄，口干且苦，舌红苔黄，脉弦数或弦滑。查体：肝脏肿大，有触痛及叩痛。化验：肝功异常。

【治则】 清热解毒，舒肝化郁。

【方药】 四逆散或丹栀逍遥散加减。

方一：柴胡 12 克　白芍 12 克　枳壳 10 克　甘草 6 克　焦山栀 10 克　茵陈 25 克　木通 12 克　红泽兰 15 克　香附 12 克　小蓟 30 克　车前草 30 克

加减法：大便秘结者加大黄；发热口苦者加黄芩；肝肿大者加郁金、青皮；腹部胀气者加厚朴、佛手。

服法：煎服，每日一剂。

方二：焦山栀 10 克　丹皮 10 克　柴胡 12 克　当归 10 克

白芍12克　茯苓12克　陈皮10克　蒲公英30克　鱼腥草30克　夏枯草30克　甘草6克

加减法；大便秘结者加大黄；发热口苦者加黄芩；肝肿大者加郁金、青皮；腹部胀气者加厚朴、佛手。

服法：煎服，每日一剂。

2．肝热湿滞型

【临床症状】 头晕且重，肢体困重乏力，胸脘痞闷，腹胀且痛，胁满，口干不渴或微渴，有时口苦，恶心呕吐，食欲不振，大便腥臭不畅，小便色赤而短少，脉弦濡数，舌红苔秽腻。查体：肝脏肿大，有触痛及叩痛。化验：肝功异常。

【治则】 清热解毒，除湿利水。

【方药】

方一：炒山栀10克　黄芩10克　茵陈15克　连翘12克　佩兰叶12克　广藿香10克　苍术10克　茯苓12克　泽泻12克　猪苓10克　槟榔10克　平地木30克

加减法：胸脘痞闷甚者加枳壳、白蔻；腹胀甚者加厚朴、大腹皮；右胁胀痛者去广藿香，加郁金、广木香。

服法：煎服，每日一剂。

方二：黄芩12克　黄连6克　茵陈25克　石指甲60克　鱼腥草30克　石菖蒲15克　水灯心30克　车前草30克　平地木15克　石韦15克

加减法：胃纳差者加鸡屎藤；胸满腹胀者加鱼鳅串（马兰，又名路边菊）；右胁胀痛者加青藤香。

服法：煎服，每日一剂。

说明：此型以湿热为主，是急性无黄疸型肝炎中最常见的一种类型。

3．肝热气滞型

【临床症状】 右胁胀痛，有时左胁亦胀痛，胸闷，脘腹胀满，嗳气或矢气，食欲不振，口干且苦，小便浅黄，大便或秘或溏，脉象弦涩，舌苔薄白。查体：肝能触及，有触痛及叩痛。化验：肝功异常。

【治则】 疏肝理气。

【方药】

方一：柴胡 12 克　白芍 12 克　枳壳 10 克　甘草 3 克　郁金 12 克　佛手花 12 克　建曲 12 克　麦芽 25 克　青皮 10 克　陈皮 10 克　香附 12 克　焦山栀 10 克　木通 12 克

加减法：右胁痛者加广木香；胃纳差者加炒草果仁；小便深黄者加茯苓、泽泻。大腹胀气者加厚朴、大腹皮；口苦者加黄芩。

服法：煎服，每日一剂。

方二：鱼腥草、通花根、鱼鳅串、鸡屎藤、车前草各 30 克　泽兰叶 15 克　香附 12 克　龙胆草 10 克

加减法：肝区痛者加青藤香；口苦者加黄芩；小便深黄者加水灯心；腹胀气者加苏梗。

服法：煎服，每日一剂。

说明：此型中医素称“肝胃不和”。

以上各方均可连续服至症状消失，肝功恢复正常后停药。

三、重型（暴发型）肝炎

重型肝炎又称暴发型肝炎，与中医“急黄”的症状相符。《外台秘要》说：“因热毒所加，故卒然发黄，胸满气喘，命在顷刻，故曰急黄。”

【临床症状】 病势迅猛，黄疸进行性加深，高热，烦躁，神昏谵语，或有痉厥，容易出血，或身发斑疹，腹部胀满，或有腹水，舌绛，苔黄燥，脉象弦数。查体：初期肝脏肿大，然后迅速出现肝脏萎缩。化验：肝功异常，黄疸指数和谷丙转氨酶极高。预后多属不良，死亡率高。应速送传染病医院，采用中西医结合进行抢救。

【治则】 清热解毒。

【方药】 黄连6克　黄芩12克　山栀12克　茵陈30克　满天星30克　板蓝根30克　郁金12克　大黄6克　蒲公英30克　滑石20克　木通12克　车前草30克

加减法：见斑疹者酌加生地、赤芍、玄参、丹皮。见便血者加地榆、侧柏叶；见神昏谵语者加建菖蒲少许，并化服安宫牛黄丸一粒；神昏不语者可化服至宝丹一粒；见抽搐者加钩藤、石决明，或增用羚羊角粉0.6～0.9克（冲服）；见腹水尿少者去板蓝根、山栀，加大腹皮、茯苓、车前草，另冲服沉香粉、蟋蟀粉各1.5克；见津液耗伤，舌光红者加北沙参、麦冬、石斛。

此病危重急迫，可内外兼治。夏季可用鲜荷叶煎汤加蜂蜜作饮料；无鲜荷叶时，可用鲜白茅根煎水作饮料，或用鲜梨汁、鲜广柑汁等作饮料亦佳。

外用敷肝膏。处方：生栀子60克、滑石60克，研为细末，用菜油或蜂蜜调和，贴在肝区部位8～12小时，外用油纸、纱布包扎，每日敷一次，以二十天为一疗程。

四、慢性肝炎

慢性肝炎为临床常见之病，由急性肝炎失治，或治不彻底，以致湿热逗留，气滞血瘀，肝脾两伤，酿成慢性。如果急性期病情迁延不愈，超过六个月至一年以上者，则转为慢性肝炎。一般症状是上腹部或胸胁胀痛，全身不适，倦怠乏力，食欲不振，恶食油腻，恶心呕吐，小便色浅黄或深黄，大便溏泄或秘结，或睡眠欠佳，头目眩晕，或头痛等。以右胁痛，腹胀气，倦怠乏力，肝脏肿大为其特征。或脾脏亦肿大，肝区叩痛或触痛，少数人出现黄疸。中医认为，必须根据临床脉证，运用四诊八纲，分清寒热虚实，辨证施治。现将慢性肝炎各型证治分述如下。

1. 湿热逗留型

【临床症状】 头昏且重，四肢困重，胸脘痞闷，腹部作胀，右胁胀痛，口干不渴或微渴，或口苦，小便赤少，大便腥臭不畅，倦怠乏力，个别巩膜和皮肤黄染，脉濡滞或弦濡，舌质偏红，舌苔白垢腻或黄腻。查体：肝脏肿大，有触痛或叩击痛。化验：肝功异常。

【治则】 清热除湿，舒肝益气。

【方药】 焦山栀 10 克　茵陈 15 克　茯苓 15 克　泽泻 12 克　广藿香 12 克　苡仁 30 克　冬瓜仁 30 克　白蔻 6 克　陈皮 10 克　焦白术 10 克　黄芪 15 克　太子参 15 克

加减法：大便稀溏者去山栀、白术，加黄连、苍术；口苦者加黄芩、枳壳，腹胀气者加大腹皮、厚朴；小便深黄者加滑石、木通；胃纳差者加建曲、麦芽。

【病案】 谭××，男，50 岁，军人。

患者十余年来一直食欲不振，身体消瘦。1955 年开始感到肝区疼痛，肝功化验：脑磷脂浊度 20 单位，麝香草酚絮状反应 +++，脑磷脂絮状反应 +++，高田氏反应 +++，马尿酸口服四小时排出量为 4.22 克。以后多次化验结果均异常。1959 年求治于余。当时肝脾均能触及，肝区疼痛，手足心热，额上出汗，心烦脘闷，恶心，口干苦，肢体困重，倦怠乏力，食欲不振，大便不畅，小便深黄，脉象弦濡，舌苔白腻。西医诊断为慢性肝炎。中医辨证为湿热逗留，肝郁脾虚之候。选用三仁汤、大橘皮汤化裁，以除湿热，兼用舒肝益气之药。如苡仁、白蔻仁、通草、茯苓、泽泻、猪苓、滑石、栀子、黄连、黄芩、苍术、茵陈、广木香、橘皮、槟榔、黄芪、太子参等，根据病情随证加减。经治年余，症状基本消失，肝功基本正常。

说明：临床上以本型最为多见。乃是湿热逗留，中气受伤，肝郁克脾，致成邪实正虚之候。

2. 肝郁气虚型

【临床症状】 胁肋胀痛，口干且苦，倦怠无力，短气，腹胀纳差，小便色黄，舌红苔薄白，左脉弦，右脉弱。以肢体疲劳，倦怠乏力较为突出。

【治则】 舒肝清热，补中益气。

【方药】 柴胡 10 克　白芍 10 克　黄芩 10 克　郁金 12 克　香附 12 克　黄芪 15 克　党参 15 克　白术 10 克　茯苓 12 克　泽泻 10 克　陈皮 10 克　麦芽 25 克

加减法：肝郁化火，心烦易怒，或衄血，恶梦纷纭者去郁金、香附，加山栀、丹皮；气滞血瘀，肝区刺痛，舌质发紫者去陈皮、麦芽，加泽兰叶、地榆；火郁伤阴，舌红口干，齿衄者去党参、柴胡、郁金、香附，酌加太子参、麦冬、女贞子、生地、石斛、枸杞等。

【病案】 陈××，男，48 岁，干部。

1966 年患急性黄疸型传染性肝炎，经治迁延不愈而成慢性肝炎。几年来一直肝区隐痛，腹胀纳差，短气，倦怠无力，小便淡黄，脉象弦缓，舌苔薄白。查体：肝在肋缘下 2 厘米。化验：麝浊 14 单位，锌浊 20 单位，谷丙转氨酶正常。中医辨为肝郁气虚。治宜舒肝益气。

处方：柴胡 10 克　白芍 10 克　郁金 12 克　香附 12 克　黄芪 30 克　党参 25 克　茯苓 12 克　麦芽 30 克　建曲 12 克　橘皮 15 克

连服两月，症状消失，肝功恢复正常。此后，早服补中益气丸 6 克，晚服香砂六君子丸 6 克，以巩固疗效。

说明：此型由于肝郁日久，壮火食气，以致中气不足。

3. 肝脾两虚型

【临床症状】 肢体疲劳，倦怠无力，胁肋胀痛，或肝区胀痛不显，腹胀纳差，或睡眠欠佳，大便溏泄，小便色浅黄或清畅，左脉弦缓，右脉微细，舌苔薄白而滑或白腻。查体：肝能触及，中等硬度，往往脾脏肿大。化验：多数患者肝功异常。

【治则】 气血两补，养肝实脾。

【方药】 补中益气汤、归脾汤化裁。

黄芪 30 克　党参 15 克　当归 10 克　炒白术 12 克　广木香 10 克　茯苓 12 克　柴胡 10 克　升麻 6 克　炒草果仁 10 克

加减法：大便溏泻者去当归、白术，加苍术、广藿香；胃纳差者加鸡内金、麦芽、建曲、山楂炭；睡眠不好者去柴胡、升麻，加枣仁、炒远志、夜交藤；肝区不疼者去广木香、柴胡；阴虚见口干、舌红、齿衄者去草果仁、柴胡、升麻，酌加麦冬、生地、枸杞、玉竹等；腹胀者去白术，加大腹皮、侧耳根、鱼鳅串；小便色黄者加泽泻、冬瓜仁；舌苔白腻者加茵陈。

【病案】 刘××，女，38 岁，医生。

患者自诉，十多年来一直肝区隐痛，腹胀胃纳差，大便偏溏，肢体倦怠无力。1963 年求治于余，查：左脉弦缓，右脉微细，舌苔薄白，肝在肋下 3 厘米，有叩痛，脾肋下 2 厘米。化验：麝浊 20 单位，锌浊 22 单位，高田氏++。西医诊断为慢性肝炎。中医辨证为中气不足，肝脾两虚。治宜补中益气、养肝实脾。

处方：黄芪 30 克　党参 25 克　当归 10 克　苍术 12 克　茯苓 15 克　广木香 10 克　广藿香 12 克　炒草果仁 10 克　砂仁 6 克　大腹皮 10 克

守方连续服三个月，随证略有加减。症状大减，自觉精神好转，饮食倍增，惟感有时肝区不适，稍多用力则有疲乏之感。肝功化验基本正常。后改用丸剂，早服补中益气丸 6 克，晚服香砂六君子丸 6 克，以保养肝脾。又连续服药二月余，复查肝功恢复正常，症状基本消失。

说明：本型以慢性肝炎后期为多见。乃因慢性肝炎久治不愈，肝郁克脾，以致肝脾两虚。汉·张仲景说："治肝之病，当先实脾，肝虚则用此法。"这是经验的总结。

附：关于慢性肝炎的几点说明

1. 以上三型为临床所常见，但不能概括无遗。如火郁伤阴，出现舌红、口干、心嘈、齿衄等证，治宜舒肝和络，方选一贯煎之类化裁；如见气滞血瘀，出现舌质紫黯或瘀斑，肝区刺痛等证，治宜行气活血，方选柴胡疏肝饮之类化裁。由此可见，根据其脉证表现，有虚实之不同，治法有疏清补消之异。

2. 凡病程较短者，治疗较易，治愈时间也较短；反之，病程较长，正气受损，治疗较难，治愈时间也较长。故医生与病人都必须耐心治疗和调养，才能获得满意效果。

3. 凡脉象属实者，病程多较短，病人体质多强壮，正气未衰，故恢复较易，预后佳良。凡脉象属虚者，病程多较长，病情较重，病人体质多弱，故疗程较长。

4. 辨别虚实，是辨证施治的关键，也是辨别治疗难易的关键。实证者，一般病程较短，心中烦热，脘腹胀满，有时发热，右胁疼痛、拒按，大便秘结，小便赤少，恶梦纷纭，舌苔黄腻，脉弦实或弦数有力。虚证者，一般病程较长，身体衰弱，倦怠无力，消化不良，心悸气短，胁肋隐痛，大便溏泄，小便清长，舌苔薄白或白滑，脉弦细无力或弦而虚数。

五、肝硬化

肝硬化属于中医的“癥瘕”、“臌胀”范畴。少数慢性肝炎可转变为肝硬化，个别肝硬化进一步可发展为肝癌。为难治之病，死亡率很高。

肝硬化早期有上腹部疼痛，食欲减退，恶心，腹胀腹泻，神疲乏力等证；晚期多见形体消瘦，面色黧黑，或出现黄疸，头、颈、胸部可现蜘蛛痣，肝掌，腹部膨大，足肿，鼻衄，倦怠无力，小便赤少，大便溏泻，食欲不振等证。体检时可发现肝脏肿大，质地较硬，或脾脏亦肿大，或肝脏反而缩小，脾脏明显肿大，伴有食道静脉曲张。肝功能检查异常。

肝硬化分门静脉性肝硬化、坏死性肝硬化、血吸虫病肝硬化及胆汁性肝硬化等几种。我所论述的是由肝炎发展而成的门静脉性肝硬化。中医认为肝硬化是由于湿热久郁，肝脾两伤，气血不足，水湿内停，气、血、水互相搏结，形成癥积、臌胀，因郁热耗伤肝肾之阴，湿邪损伤脾肾之阳，所以常见本虚标实相互挟杂之证候。

肝硬化的治疗是根据病人的体质，临床脉证，运用四诊八纲，辨证施治。历代医家根据临床症状，按阴、阳、虚、实来决定治法的。如臌胀有腹水，古人分阴水和阳水；以症状论，见口干苦，小便黄赤而少者为阳，口不干苦，下肢发凉，小便清长，大便溏稀者为阴；以脉诊论，见数大有力为阳，沉迟兼弱为阴。阳水用八正散、胃苓汤化裁，以清热利尿，健脾消胀；阴水用济生肾气丸加减，寒得热药的温化则消散。如腹水量多，腹大如鼓，胀满不堪，小便点滴而下者，宜先用舟车丸泻之，即“急则治其标”之意，应当注意“衰其大半而止”，绝对不可泻之太过。当腹水去其大半后，宜用香砂六君子汤、胃苓汤之类，以健脾温中，舒肝理气。如肝硬化早期，证见两胁胀痛，消化不良，口干苦，头眩晕，小便黄，或鼻衄齿衄等证，可用丹栀逍遥散清热开郁，舒肝健脾。如诸证好转，脾虚气弱时，可用六君子汤调理。如倦怠无力较甚，可用补中益气汤加减治之。如倦怠无力失眠较为突出者，可用归脾汤加减疗之。如出现上消化道出血或肝昏迷（肝硬化晚期），必须中西医结合治疗，千万不可疏忽。

附：方药及其加减法

1．丹栀逍遥散加减法

丹皮 10 克　栀子 10 克　当归 12 克　白芍 12 克　柴胡 10 克　茯苓 15 克　白术 10 克　薄荷 6 克　甘草 6 克

（1）胁肋痛者加郁金、姜黄、泽兰、香附、玄胡索、广木香之类。

（2）脘胀甚者加佛手花、大腹皮之类。

（3）黄疸者加茵陈、满天星之类。

2．八正散加减法

茯苓 30 克　萹蓄 15 克　瞿麦 15 克　车前子 12 克　滑石

15 克　木通 12 克　栀子 10 克　酒军 6 克　泽泻 12 克　白术 10 克　猪苓 10 克　甘草 6 克

（1）大便溏泻者去酒军。

（2）黄疸者加茵陈、满天星。

（3）胁肋痛者加郁金、泽兰、香附、鱼腥草之类。

（4）胃纳差者加麦芽、砂仁。

3．胃苓汤加减法

苍术 12 克　茯苓 15 克　厚朴 12 克　陈皮 12 克　猪苓 10 克　泽泻 12 克　甘草 6 克

（1）胁肋痛者加广木香、郁金。

（2）脘胀纳少者加砂仁、大腹皮。

4．济生肾气丸加减

熟地黄 25 克　茯苓 25 克　山萸肉 12 克　山药 15 克　丹皮 10 克　车前子 12 克　泽泻 12 克　牛膝 10 克　制附片 12 克（先煎一小时）肉桂 6 克

（1）胁肋胀痛者加泽兰、香附。

（2）脘胀纳少者加砂仁、白蔻。

（3）倦怠无力者加黄芪、党参。

（4）下肢浮肿者加防己、冬瓜仁。

5．六君子汤加减法

党参 15 克　茯苓 12 克　白术 10 克　陈皮 10 克　法半夏 10 克　甘草 6 克

（1）胁肋胀痛者加广木香、郁金。

（2）脘胀纳差者加砂仁、麦芽。

（3）下肢浮肿者加防己、冬瓜仁、苡仁。

6．舟车丸

黑丑 60 克（炒）　酒军 15 克　甘遂 15 克（面裹煨）大戟 15 克（面裹煨）　芫花 15 克（醋炒）　青皮 15 克（炒）橘红 15 克　广木香 15 克　槟榔 6 克　轻粉 15 克　巴豆米

1.5克

制法：共研细末，水泛为丸，如椒目大。

用法：每服1.5克，蜜水送下，泻三至四次。最多服两次，即改方治本。

7. 补中益气汤加减法

黄芪30克　党参25克　当归10克　白术10克　柴胡6克　升麻3克　陈皮10克　甘草3克

（1）胁肋痛者加广木香、郁金。

（2）脘痛纳少者加砂仁、麦芽。

（3）小便色黄量少者加茯苓、泽泻。

8. 归脾汤加减法

黄芪30克　党参25克　当归10克　白术10克　龙眼肉12克　广木香10克　茯苓15克　枣仁12克　炒远志6克　炙甘草6克

（1）胁肋痛者加郁金、玄胡。

（2）脘胀纳差者去龙眼肉，加砂仁、麦芽。

（3）下肢浮肿者加冬瓜仁、苡仁、防己。

以上方药为治疗肝硬化所常用，虽能收到一定的效果，但不能令人满意。肝硬化患者，一般身体衰弱，为本虚标实之候，不扶正祛邪，就会犯虚虚之戒，造成不良后果。余以为治疗本病要慎重考虑两点。其一：用峻泻逐水药如大戟、甘遂，芫花之类，必须慎重使用，以免逐水而伤正。余曾用这类药治疗效果不好，而改用补气益血扶正的药和香臭去积、甘平导水除邪之品，收到满意效果。其二：祛瘀攻破药如红花、桃仁、三棱、莪术、水蛭、虻虫、䗪虫等，亦须慎用，以免大伤正气、耗伤津血（晚期肝硬化用祛瘀药往往疗效不佳）。总之，治疗肝硬化必须扶正为主，除邪为辅。

病案一　白××，男，46岁，工人。

1960年患过急性黄疸型传染性肝炎。几年来经常肝区隐痛，腹部胀气，肝功能检查异常。1968 年因病情有所发展，而求治于余。自诉肝区刺痛，脘腹胀气，倦怠无力，食欲不振，尿少色黄，大便先硬后溏，舌质偏红，苔白腻罩黄，左脉弦细数，右脉微弱无力。体检：巩膜皮肤黄染，肝在肋缘下 2 厘米，剑突下 4 厘米，质硬，脾在肋下 3 厘米。化验：黄疸指数 40 单位，麝浊 18 单位，高田氏＋＋，白蛋白 3.04 克，球蛋白 5.60 克。西医诊断为肝硬化。中医辨证为肝郁脾虚，中气不足，湿热滞于中焦，乃正虚邪实之候。治宜舒肝健脾，补中益气，清热除湿利水。

处方：鱼腥草 30 克　马兰 30 克　炒小茴 10 克　白术 10 克　黄芪 15 克　党参 15 克　当归 10 克　石菖蒲 12 克　茵陈 15 克　木通 12 克　泽泻 12 克

上方连服廿剂，药后病情稍有好转，疲乏之感减轻，胃纳稍增，脘腹胀满略好，惟肝区刺痛未减，皮肤巩膜之黄未退，口仍干苦，牙龈衄血，小便仍少色黄，脉苔如故。辨为正气尚强，肝郁脾虚，胆热液泄，仍属湿热发黄之证。治宜舒肝利胆，除湿利尿。

处方：柴胡 12 克　白芍 12 克　枳壳 10 克　甘草 10 克　黄芩 10 克　太子参 25 克　茵陈 30 克　木通 12 克　白茅根 30 克　焦山栀 10 克　车前草 30 克

上方连服十三剂，药后肝区疼痛减轻，口已不干苦，惟黄疸未退，小便仍黄少，大便仍稀溏，牙龈仍衄血。辨为湿热阳黄，乃久病郁滞，故黄不易退，再参前法改方。

处方：茵陈 30 克　满天星 30 克　焦山栀 30 克　苍术 30 克　茯苓 12 克　泽泻 12 克　木通 12 克　石菖蒲 10 克　水灯心 25 克

上方连服四十五剂，有时根据病情，选加滑石、炒草果仁、蒲公英、鸡血藤、焦三仙、佛手等药。药后黄疸渐退，尿色浅黄而畅利，食欲较好，脘腹胀满减轻，舌苔薄白而润，脉弦细无力。惟肝脾区仍感不舒适，牙龈衄血未止，自觉疲乏短气。此久病正虚邪实，宜扶正除邪，再参考第一次处方化裁。

处方：党参 25 克　黄芪 25 克　焦白术 10 克　当归 10 克　鱼腥草 30 克　马兰 30 克　木通 12 克　泽泻 12 克　茵陈 15 克　泽兰 12 克　香附 12 克　仙鹤草 30 克　鸡血藤 30 克

上方连服五十剂后，精神转佳，饮食大增，肝区疼痛大减，腹胀亦减，舌苔薄白，脉缓弱，肝功化验基本正常，已恢复半日工作。为了巩固疗效，早服补中益气丸 6 克，晚服香砂六君子丸 6 克，以保肝健脾，培补气血。

按：本病案为早期肝硬化，病程虽长，但正气尚未过度损伤，为肝郁脾虚、胆热液泄之候，属湿热发黄。治疗原则，初宜除邪为主，固正为辅；待肝郁解、湿热除，再用补中益气、香砂六君，舒肝健脾，培补气血，扶正固本。

病案二　曲××，男，47 岁，干部。

患者于 1960 年 3 月入北京医学院附属医院住院，经检查食道静脉曲张，肝功异常，确诊为肝硬化伴食道静脉曲张。1960 年 6 月求余诊治。患者自述十多年来常泛酸、嗳气、上腹胀痛，肝区隐痛，精神疲乏，面色略赤，四肢困倦，胃纳不佳，食量极少，每餐进食不足一两，入眠艰难，恶梦纷纭，常忧郁寡欢，经常鼻衄齿衄，曾在北医附院住院期间呕血二次，大便溏泄，小便色黄。体检：腹壁青筋暴怒，肝于肋下能触及，中等硬度，脾肋下 3 厘米，脉弦缓，舌质红苔白滑。此为肝病已久，肝郁克脾，致脾失健运，子病及母，肾亦受损。辨为肝脏郁热，脾肾两虚之候。治宜“肝虚实脾”、“劳者温之”，采用舒肝清热、健脾温肾为大法。今患者肝硬化伴有食道静脉曲张，且呕血二次，病情较为严重，并有嗳气吞酸，肝区疼痛，胃纳不佳等证。故舒肝郁、清积热、健运中焦、增进食欲为当务之急，温补之剂暂宜缓用。

处方：吴萸 1.5 克　黄连 3 克　京半夏 10 克　丹参 12 克

南沙参12克　建曲12克　鸡内金12克　苍术6克　炒川楝10克　陈皮10克　广藿香10克

上方连服五剂后，嗳气吞酸均减，胃纳略有好转，惟睡眠仍欠佳，精神仍感疲乏。因其食道静脉曲张，虑其再度出血，这是治疗中必须照顾的关键，气为血之帅，故拟以益气活血之法。

处方：黄芪12克　党参10克　白术10克　茯苓12克　陈皮6克　炒枣仁15克　川芎6克　当归10克　白芍10克　乌贼骨12克　茜草10克　甘草3克

上方连服十剂后，嗳气吞酸大减，胃部较适，睡眠略有好转，左关脉弦而有力，舌质偏红。故知肝脏尚有郁热，拟散剂以舒肝清热，汤剂以活血养肝，培补脾肾。

散剂：人工牛黄粉0.15克　熊胆0.3克　枯白矾0. 15克　共研细末，装入胶囊内，每晚一次，温开水冲服。

汤剂：黄芪12克　党参10克　于潜术10克　茯苓12克　当归10克　川芎6克　白芍10克　炒枣仁15克　陈皮10克　乌贼骨15克　益智仁10克

散剂、汤剂各连服十天后，郁热已减，肝区微痛，精神好转，惟睡眠欠佳。治宜扶正为主，佐以安神之剂，仍散剂和汤剂并用。

散剂：琥珀0.6克、合欢花0.9克，共为细末，晚睡前一次冲服。

汤剂：干地黄10克　肉桂3克　黄芪20克　党参12克　白术10克　茯苓12克　京半夏10克　生牡蛎15克　当归10克　白芍10克

散剂、汤剂各连服十四天后，睡眠好转，稍嗳气吞酸，胃纳大增，每餐进食二两许，肝区疼痛不显，小便浅黄，大便较成形，病势日有起色，精神转佳。治宜柔肝益气，健脾补肾为主，舒肝清热为辅。汤剂用补中益气汤加减。

汤剂：黄芪25克　党参15克　当归10克　焦白术10克　升麻3克　柴胡6克　陈皮10克　甘草6克　熟地黄12克　肉桂3克　麦冬12克　枸杞子12克　菟丝饼10克　茯苓12克　砂仁6克

丸剂：五灵脂30克　蒲黄15克　黄连10克　木通30克　焦山栀15克　诃子25克　青陈皮各15克　当归15克　白芍15克　姜黄15克　郁金25克　广木香15克　红花15克

共研为细末，水泛为丸，如绿豆大。

汤剂每服二剂，停药一天。丸剂每日早晚各服1.5克，开水送下。晚睡前仍服琥珀粉0.6克、合欢花粉0.9克，以照顾睡眠。

上方药连服三月余，肝区疼痛、疲劳、吞酸、嗳气诸证消失，眠食均好，经北京医院检查：食道静脉曲张不明显，肝功恢复正常。再嘱患者早服补中益气丸6克，晚服麦味地黄丸6克，以巩固疗效。经服丸药四月，身体健康恢复较好，已上班工作。

按：此例肝硬化，我认为系长期过度疲劳、饮食不节、或情志不疏为其内因，天行时邪为其外因。肝脏受邪，没有及时治愈，迁延日久，伤及脾肾二脏，以致出现面赤，肝区疼痛，倦怠乏力，腹胀，大便溏泻，尿黄，脉弦缓，苔白滑质红等肝郁克脾、中气不足，脾肾两虚之证。治宜舒肝清热、健脾益肾。舒肝清热以祛邪，健脾益肾以扶正。因肝病经久不愈，必成正虚邪实之候，故应健脾益肾。肝病往往多见恶食油腻之物，食欲不振，腹部胀气，大便或秘或溏等消化不良之症状，所以及时健运脾胃，增进食欲，也是治疗中的一个重要方面。

病案三　柴××，男，54岁，教师。

患肝硬化腹水，于1969年3月求余用中药治疗。当时患者身体消瘦，神倦，两胁疼痛，大腹臌胀绷急，伴有腹壁静脉怒张，明显腹水，气息稍促，食少，得食则胀甚，小便赤少，大便溏稀，面、颈部各有蜘蛛痣一处，经常齿衄，下肢浮肿，肝脾未能触及，脉弦细而数，舌淡苔白腻。化验：锌浊 24 单位，麝浊 20 单位，高田氏＋＋＋＋，谷丙转氨酶 250 单位，白蛋白 2.80 克，球蛋白 4.20 克。患者自诉于 1960 年患急性传染性肝炎，从 1968 年起，出现下肢浮肿，腹水，腹壁静脉怒张。西医诊断为肝硬化腹水。余认为久患肝病，正气受损，肝郁脾虚，气血两亏，气、血、水互相搏结，致成臌胀也。证属大虚大实。按急则治其标，若用舟车丸、十枣汤之类峻泻逐水剂不但不能取效，反而会加重病情。惟以香臭去积，甘平导水之法，稳扎稳打，较为妥当。

处方：马兰 30 克　鱼腥草 30 克　茵陈 15 克　广木香 10 克　佛手片 12 克　炒小茴 12 克　通花根 30 克　水灯心 30 克　石菖蒲 20 克　茯苓 20 克　猪苓 12 克　泽泻 25 克

上方连服三十余剂，初服二十剂左右，尿量增多，腹胀和腹水有所减轻，胸脘舒畅，胃纳好转，每餐能进食一两，仍大便溏稀，两胁疼痛，倦怠无力等证未减，脉苔如前。再服十余剂，进步不大，更觉肢体软弱无力。药虽平和，因正气已伤，气血两虚，正不胜邪，无力行水，愈利愈衰，故参照前方加入补益气血之品。

处方：黄芪 30 克　党参 25 克　当归 10 克　焦白术 12 克　马兰 30 克　鱼腥草 30 克　通花根 30 克　茵陈 15 克　水灯心 30 克　石菖蒲 20 克　广木香 10 克　茯苓 20 克　泽泻 25 克

上方随证加减连续服用一年左右，小便逐渐畅利，尿色由深黄转为浅黄，腹水基本消失，肝肋下 2 厘米，质硬，脾肋下 4 厘米，两胁仍感疼痛，胃纳差，大便稀溏，脉弦细弱，舌苔薄白。其加减法：胃纳差加炒草果仁、白蔻仁、麦芽；大便溏稀去白术，加苍术、广藿香、肉桂。

肝脾疼痛用阿魏化痞膏外贴痛处，贴 3～5 天，休息 3～5 天，再贴，休息期间用吴萸、川乌、草乌各等分，研末和盐炒热，外熨肝脾痛处。

经上述内外治疗后，胃纳渐增，由每餐不及一两，增至每日能食六两，大便逐渐成形，两胁疼痛基本消失，肝未能触及，脾肋下 1 厘米，肝功化验正常。后用补中益气丸和香砂六君子丸调理三月左右，有时兼服上方化裁之汤药，以保肝健脾，巩固疗效。

按：本病案肝病日久，正气大损，第一次处方根据急则治其标的法则，采用理气行水的药物，虽有一定疗效，但不能令人满意。第二次处方以扶正为主，理气行水为辅，疗效颇好，达到了腹水逐渐消失，肝功基本恢复正常的目的。

六、几点体会

1. 肝为风木之脏，体阴而用阳，性喜条达，病则肝气横逆，易生郁热之变。尽管在临床治疗上，有的须宣湿化浊，有的须祛瘀活血，有的须补益气血，有的须肝脾同治。方法有异，用药不同，都必须根据脉证，辨证施治，才能收到较为满意的效果。但就肝的本脏来说，偏郁热者为多，治宜舒肝清热。

2. 汉代张仲景指出："见肝之病，知肝传脾，当先实脾，肝虚则用此法。"肝虚也就是说，肝病较久，肝郁克脾，气阴两虚之证也。一般说来，脾是指整个消化系统，所谓"脾主运化"也。肝病往往引起消化不良，特别是恶食油腻，食欲不振，脘腹胀气，大便或秘或溏等证。所以健运脾胃，恢复消化能力，增进食欲，是治疗肝炎和肝硬化必须注意的问题。但只健运脾胃是不行的，肝病日久不愈，必有郁热和湿邪，由于郁热可以耗伤肝肾之阴，湿邪又易损伤脾肾之阳，故为正虚邪实之候。必须采用扶正除邪之法，健运脾胃是扶正，舒肝清热是除邪；扶正还必须注意到先后天的关系，脾为后天之本，肾为先天之本，先天乃生命之源，所以治疗必须兼顾脾肾，才能收到最好的效果。若见舌红，口干，心嘈，齿衄，小便赤少，脉弦细而数等阴虚之证，可用养阴利水之法；若见神倦，食少，腹胀但按之不坚，下肢或有水肿，小便清长，大便溏而不爽，次数多量少，怕冷，面色萎黄或苍白，舌质淡或嫩红，苔薄白滑，脉沉细弱等阳虚之证，可用温阳行水之法；若见阳痿，遗精，多梦失眠等神衰之证，可用补肾安神之法，等等。因此，在治疗上要辨证施治。如治疗急性肝炎重点放在清热解毒，以祛邪为主；治疗慢性肝炎既要除邪，又要扶正，也可以说除邪为主，扶正为辅；治疗肝硬化必须扶正为主，祛邪为辅。如果只用红花、桃仁、三棱、莪术、水蛭、虻虫等祛瘀破血药和甘遂、大戟、芫花、商陆等峻泻逐水药，也可能暂时取效，但用后正气愈损，后果不堪设想。

3. 要善于辨别病人体质之属寒、属热、属虚、属实，这对立法用药很重要。我在治疗肝炎和肝硬化的病例中，有年近七旬而体质偏热的，投以舒肝清热之剂，疗效亦甚佳者；有的虽是青年人，而体质偏寒的用辛温之剂，亦屡投屡效；有的须大补气血；有的须升清降浊；有偏于湿者（又有湿热和寒湿之分）；有痰饮偏盛者；有瘀血久留者；有上热下寒、或上实下虚者；不一而足。为医者必须注意兼杂之证，细心研究，辨证施治，才不致差之毫厘，谬以千里。

4. 凡患肝病之人，往往容易忧郁善怒，情绪紧张，顾虑重重。故为医者必须解除病家思想顾虑，才能取得较好的疗效。也就是说，当医生的不只是用药治病，还要作思想工作，从病人整体考虑，照顾全面，使患者解除思想顾虑，精神愉快，与医生配合得好，安心治疗，这对疾病的疗效和健康的恢复有很大的关系。

痛　经

妇女在行经前后或正在经期，小腹及腰部疼痛，甚至剧痛难忍，随着月经周期而持续发作，这种症状，称为“痛经”，又叫“经行腹痛”。如果仅感小腹或腰部轻微胀痛不适，这是常有之象，不作痛经论。

本病之因是血气运行不畅所致。因经水为血所化，而血又随气运行，倘气充血沛，气顺血和，则经行通畅无阻，自无疼痛之患。如气虚血少，或气滞血瘀，使经行涩滞不畅，不通则痛。巢氏《诸病源候论》云：“小腹痛者，此由胞络之间，宿有风冷搏于血气，停结小腹，因风虚发动，与血相击故痛”。又云：“妇人月水来腹痛者，由劳伤血气，以致体虚，受风冷之气，客于胞络，损冲任之脉。……其经血虚，受风冷，故月水将下之际，血气动于风冷，风冷与血气相击，故令痛也”。《景岳全书·妇人规》：“经行腹痛证，有虚实。实者，或因寒凝，或因血滞，或因气滞，或因热滞；虚者，有因血虚，有因气虚。然实痛者，多痛于未行之前，经通而痛自减；虚痛者，于既行之后，血去而痛未止，或血去而痛益甚。大都可按可揉者为虚，拒按拒揉者为实。有滞无滞，于此可察。但实中有虚，虚中亦有实，此当于形气禀质兼而辨之，当以察意，言不能悉也”。古人这些精辟的论述，不但阐明了痛经发病之因，而且指出了痛经一证有虚实之分，告诫我们在临证之时必须详辨，才能对症，从而取得较好之疗效。

治疗痛经一证，应当“以通为用”、“以畅为快”，故以通调气血为主，以行瘀、温经、补虚为辅。使气血运行畅通，则痛经之证可除。

余每遇痛经之证，当细察其因，详辨其证，然后处方用药。下文就脾虚湿滞、气血不畅之痛经证治论之。

【临床症状】 妇人经水将至之前，因气血瘀滞，经水不得畅行，先现腰腹胀痛，或少腹胀而腹不痛，或血瘀甚而先下黑色血块，或气滞湿阻而先有黄白带下，待经水畅行，则诸痛渐渐停息。

本病在腰腹作痛时，由于气滞湿阻而小便量少或黄；由于血瘀而大便滞涩；或浊瘀乘虚外行，或背部、或尾椎骨、或两腿胀痛；或自内乘虚而上，或头晕目眩，或胸胁心下痞胀，食欲减退。变证不一，不能悉数。脉左右均沉涩，或微沉而弦。此妇女独有之病，不着男子。

【病因病机】 因平素脾虚，气血不足，或每逢经期涉水遇冷，感受风冷之邪，邪客于胞络，损伤冲任，劳伤血气，以致体虚，邪与血气相搏，造成气滞血瘀而发病。体质壮实之妇女，因饮冷太过，致积冷积气，亦可发展为气血瘀滞而成此病。

【治则】 健脾利水，行瘀导滞。导气之滞而月水自行，行血之瘀而血自畅。

【方药】 当归 10 克　川芎 10 克　白芍 12 克　茯苓 12 克　白术 10 克　泽泻 12 克　陈艾叶 10 克　炒小茴 10 克　佛手片 10 克　白通草 6 克　制香附 12 克

加减法：大便畅者去佛手片；气虚弱者去艾叶，可酌加广木香；若有其他见症，可随证加减。

【方解】 此仲景“当归芍药散”加味而成。方中当归补血和血，调经止痛；白芍柔肝止痛、养血敛阴；川芎活血行气止痛；茯苓健脾补中、利水渗湿；白术健脾燥湿；泽泻利水、渗湿、健脾；艾叶温经散寒；小茴理气止痛、调中和胃；香附理气解郁、调经止痛；佛手片和中理气，白通草利水通气。全方合奏健脾利水，行瘀导滞之功。

【病案】 唐×，女，32 岁，农民。1965 年春。

因每次月经来潮前三、五日即开始腹痛，轻则可以忍耐，重则小腹痛如刀刺，腰痛如折，经来有块色黑，五七天腹疼腰痛才能渐渐平复。结婚十二年一直未妊，特前来求治。余观其形体壮实，查其脉象左右均沉涩，舌质有瘀点，舌苔薄白，按其腹则痛增，断为脾虚气滞血瘀所致之痛经。投以健脾除湿、行瘀导滞之剂。

处方：当归10克　川芎10克　白芍12克　茯苓10克　泽泻10克　白术10克　香附10克　佛手片10克　广木香10克　桃仁10克

三剂，水煎服。并嘱其每逢行经之时重服上方三四剂，连服三四个月，痛经之证可愈。

二诊：服药三剂后，腰腹疼痛大减，月水下黑色血块极多。余思之，此妇结婚十二年，求子心切，必有肝郁，遂投以逍遥散加味治之。

处方：当归10克　白芍12克　柴胡10克　白术10克　茯苓10克　薄荷6克　生姜10克　制香附10克　郁金10克　甘草6克　五剂，水煎服

注：若系因寒凝气滞血瘀而致痛经者，每多用《金匮》温经汤治疗效果为著。

白　带

带下有二种含义：一种是指妇科经、带、胎、产等病，因这些病都发生在束带以下的部位，故古代称妇科医生为“带下医”。一种是指从阴道内流出的一种黏腻的液体，如涕如唾，绵绵而下，一般称为“白带”。《女科证治约旨》说：“阴中有物，淋漓不断，绵绵而下，即所谓带下也”。《傅青主女科·带下》：“而以‘带’名者，因带脉不能约束而有此病，故以名之……妇人有终年累月下流白物，如涕如唾，不能禁止，甚则臭秽者，所谓白带也”。余所论述的则属于后者。

妇女生理发育成熟时期，在经期前后，或妊娠初期，阴道亦可排出少量分泌物，无色透明，常感湿润。如王孟英说：“带下乃女子生而即有，津津常润，本非病也”。这是属于生理现象，不作病论。

产生带下病的主要原因，是由于脾虚肝郁，湿热下注；或

肾气不足，下元亏损所致，亦有因感受湿毒而起者。《诸病源候论》曰：“劳伤血气，损动冲脉任脉……若经脉伤损，冲任气虚，不能约制经血，则血与秽液相兼，而成带下”。《傅青主女科·带下》：“夫带下俱是湿证……盖带脉通于任督，任督病而带脉始病……夫白带乃湿盛而火衰，肝郁而气弱，则脾土受伤，湿土之气下陷，是以脾精不守，不能化荣血以为经水，反变成白滑之物，由阴门直下，欲自禁而不可得也”。巢氏、傅氏的这些论述说明了中医早就对此病有所认识了。

本病以健脾除湿、活血祛瘀为治疗之大法。根据症状加减用药。《傅青主女科·带下》云：“治法宜大补脾胃之气，稍佐以舒肝之品……脾气健而湿气消，自无白带之患矣”。

【临床症状】 妇女阴道时时下白色液体如涕如唾，少腹疼痛，或腰部痠痛，或头昏痛，或手足心热，口干不欲饮，或大小便不畅，舌苔白腻或淡黄而润，左脉细弱，右脉濡滞，或关脉涩而尺候不足。

【病因病机】 白带之成因是多种多样的，总以脾虚湿盛及肾虚为主。因湿盛火衰，肝郁气弱，脾土受伤，脾气下陷，水谷精微不能化生为精血，血虚则瘀滞久郁，变生湿热，而发为白带，或因肾气不足，下元亏损所致。

【治则】 健脾除湿，活血祛瘀。

【方药】 川芎 12 克　当归 10 克　知母 12 克　苡仁 30 克　芡实 20 克　乌贼骨 15 克　桑螵蛸 10 克　茜草 10 克

加减法：腰痛甚者可选加川断 12 克、补骨脂 12 克、菟丝子 10 克、桑寄生 15 克，腰不痛者去桑螵蛸，气虚倦怠无力者加黄芪 15 克、党参 15 克，热胜于湿，带色黄者加黄柏。

【方解】 方中当归、川芎补血活血，知母滋阴清热、补肾，芡实、苡仁健脾补肾、除湿，乌贼骨止带固精，桑螵蛸补肾助阳，茜草行血，合奏健脾补肾，活血祛瘀，清热除湿之功。

【病案】 余××，女，34 岁，已婚，职员。1963 年春诊治。

患者自诉每月经期衍后，量少色淡，少腹作痛，腰痠腿软，头昏眼花，神疲肢倦，平时白带清稀如涕，每日必换内裤，纳谷量少，大便溏稀，小便清长。余见其面色不华，形体瘦小，查其脉细弱，两尺均不足，舌质淡苔薄白。辨为脾虚湿盛，兼有肾亏之证。投以健脾补肾，活血祛瘀，清热除湿之剂。

处方：苡仁 30 克　芡实 25 克　当归 10 克　川芎 10 克　乌贼骨 10 克　桑螵蛸 10 克　桑寄生 15 克　杜仲 10 克　菟丝子 10 克　茜草 10 克　党参 12 克　五剂，水煎服

二诊：服五剂后，纳食大增，精神好转，头昏减轻，白带大减，脉较前有力。方已对证，守方再服五剂。

三诊：药后诸证大减，白带几无，惟头昏、腰痠痛明显，再用八珍汤加杜仲、桑寄生，以善其后。

妊娠恶阻

妊娠二三月，恶心呕吐，头重眩晕，心中愦闷，恶闻食臭，或食入即吐，称为“恶阻”。古人有“子病”、“病儿”、“食病”、“阻病”之称。并对恶阻有了详细的描述。《诸病源候论》曰：“恶阻病者，心中愦闷，头眩，四肢烦疼，懒惰不欲执行，恶闻食气，欲啾咸酸果实，多睡少起，恶食……乃至三四月日以上"。清·《医学心悟》：“眩晕呕吐，胸膈满闷，名曰恶阻。”清·《傅青主女科》说：“妇人怀娠之后，恶心呕吐，思酸解渴，见食憎恶，困倦欲卧"。这是妊娠期最常见的疾患。严重的可使孕妇迅速消瘦，或诱发其他疾病，甚则引起小产。

妊娠恶阻之因，主要是胃气不降，冲脉之气上逆所致。《诸病源候论》：“此由妇人元本虚羸，血气不足，肾气又弱，

兼当风饮冷太过，心下有痰水挟之……”。《医学心悟》云：“经脉不行，浊气上干清道，以致中脘停痰。”《傅青主女科·妊娠》：“夫妇人受妊，本于肾气之旺也，肾旺是以摄精，然肾一受精而成娠，则肾水生胎，不暇化润于五脏；而肝为肾之子，日食母气以舒，一日无津之养，则肝气迫索，而肾水不能应，则肝益急，肝急则火动而逆也；肝气既逆，是以呕吐恶心之证生焉。”古人的这些论述指出了恶阻产生之因，是胃弱肝旺，肾气不足，加之外感、饮冷，致肝气乘脾而发病。常见的有胃虚、肝热、痰滞三种证型。

本病治疗原则，以调气和中，降逆止呕为主，佐以清热豁痰。禁用升散之剂。清·《医学心悟》：“法当理脾化痰，升清降浊，以安胃气，用二陈汤加枳壳主之……其半夏，虽为妊中禁药，然痰气阻塞中脘，阴阳拂逆，非此不除……若与参、术同行犹为稳当。凡安胎气，止呕，定眩，须用白术为君，而以半夏、茯苓、砂仁佐之……”《傅青主女科·妊娠》：“故于平肝补血之中，加以健脾开胃之品，以生阳气，则气能生血，尤益胎气耳”。“其逆不甚，且逆是因虚而逆，非因邪而逆也。”前人对恶阻之证进行反复多次临床，认识了此病治疗之大法，方药之配伍，是治病之关键。

【临床症状】 妊娠四五十天一般即出现口渴，嗜酸，食欲不振，恶闻食臭，或食入即吐，胸腹胀闷，恶心呕吐，全身乏力，倦怠思睡等证，如不及时治疗，往往在妊娠四个月以后才能停止呕吐，恢复食欲。脉象缓滑无力，或弦滑，舌质淡，苔白或白腻或微黄。体弱呕甚者可引起小产；体壮胃强者则反应不大。

【病因病机】 因妊娠初期营卫气血有一定的变化，以致脾胃消化力减弱；或因胃气素虚，其气上逆不能下降，反上冲而致呕恶；或因平素肝阳偏亢，或郁怒伤肝，肝失条达。孕后血聚养胎，肝血益虚，阴虚阳盛，木火上炎，肝脉挟胃贯膈，木升土逆，则恶心呕吐；或脾阳不足，痰饮停滞，妊后经血壅闭，冲脉之气上逆，痰饮随逆气上冲而发病。亦有因心阳不足而发呕恶者。

【治则】 健脾和胃，镇逆止呕。

【方药】 南沙参15克　炒白术12克　茯苓12克　法半夏10克　干姜6克　陈皮12克　黄芩6克　黄连3克　生姜10克　甘草3克　伏龙肝60克（水浸渍后取清水煎药）

加减法：呕吐甚者加竹茹10克、广藿香10克；黄连可用至6克；如平素体弱，食欲不振者去南沙参，加党参12克，黄连减为1.5克。

【方解】 此方即六君子汤加味而成。南沙参、白术、茯苓、甘草为四君子汤，健脾养胃，甘温益气；茯苓、陈皮、半夏、甘草、生姜为二陈汤，燥湿化痰，理气和中；加黄芩、黄连以清肝热，干姜以温运中阳，伏龙肝以土补土，暖脾胃。全方共奏健脾和胃，镇逆止呕之功。

【病案】 王××，女，26岁，工人。1967年秋诊治。

患者自诉结婚半年，停经四十天，起初少许恶心，近一周来头晕眼花，身倦乏力，恶闻食臭，泛泛呕恶，清晨欲呕特甚，大便溏稀，而前来求治。余询其病因，查其脉，六脉和缓，两关滑数，苔薄白质淡。断为“妊娠恶阻”。投以健脾和胃之六君子汤加味。

处方：党参20克　白术10克（土炒）　茯苓10克　陈皮10克　法半夏10克　干姜6克　黄连3克　伏龙肝60克（泡水取汁煎药）　甘草3克　三剂。

二诊：服三剂诸证消失，食欲增加，改用

炒白术10克　黄芩8克　当归10克　川芎6克　白芍12克　杜仲12克　川断12克

续服四剂，以益气血、补脾肾、固胎元，而善其后。

产后外感风寒

产后一二日，由于阴血骤虚，常有轻微发热，不属病变。如果持续发热不减，伴有恶寒发热、头痛身痛等证者，称为“产后发热”。

产后阴血骤虚，阳易浮散，腠理不实，营卫不固，六淫邪气容易侵犯而发热。发热之因有三：一曰血虚，乃因产时失血过多，阴血暴虚，阳无所附，以致阳浮于外而发热。薛立斋：“新产妇人，阴血暴亡，阳无所附而外热”。二曰血瘀，因产后恶露不尽，瘀血停滞，以致气机不利，营卫失调而发热。肖慎斋说：“败血为病，乃生寒热，本于营卫不通，阴阳乘格之故”。三曰外感，因产后气血两虚，营卫不和，腠理不密，风寒之邪乘虚而入，正邪相争而发热者。临证之时，必须辨明何因所致之发热，才能取效。清·《医学心悟》：“大凡风寒发热，昼夜不退；血虚与伤食，则日晡发热，清晨即退，是以二症相似也。然伤食之症，必吞酸嗳腐，胸膈胀闷，显然可辨。若血虚证，则无此等症候”。下面就产后外感发热一证论之。

《诸病源候论》：“产则伤动血气，劳损脏腑，其后未平复，起早劳动，气虚而风邪乘虚伤之，致发病者，故曰中风。若风邪冷气，初客皮肤，经络疼痹不仁；若乏力少气，其人筋脉挟寒，则挛急㖞僻，挟湿则强，脉缓弱。若入伤诸脏腑，恍惚惊悸，随其所伤脏腑经络，而为诸疾”。仲景《金匮·妇人产后脉证治》：“产妇郁冒，其脉微弱，呕不能食，大便反坚，但头汗出……小柴胡汤主之”。“产后风，继续数十日不解，头微痛，恶寒时时有热，心下闷，干呕汗出，虽久阳旦证续在耳……”“产后中风，发热面正赤，喘而头痛”。

治疗产后外感发热，应以调气血，和营卫为主。因产后虚多实少，既不宜过于发表攻里，又不可强调甘温除大热，而忽视了外感与里实之证，致犯虚虚实实之戒。如《沈氏女科辑要笺正》说：“新产发热，血虚而阳浮于外者居多。亦有头痛，此是虚阳升腾，不可误为胃寒，妄投发散，以煽其焰，此宜潜阳摄纳，则气火平而热自己。如其瘀露未尽，稍参宣通，亦即泄降之意，必不可过与滋填，反增其壅。感冒者，必有表证可辨，然亦不当妄事疏散。诸亡血虚家不可发汗。先圣早已谆谆告诫，则惟和其营卫，慎其起居，而感邪亦能自解”。

【临床症状】 产后恶寒发热，体温偏高，或汗出，或无汗，头晕目眩，甚则头项强痛，肢体痠疼，口干口苦，胃纳欠佳，或恶心呕吐，或血虚瘀滞，小腹疼痛，恶露不尽，舌苔薄白或白腻，寸口脉浮弱，尺候不足，或寸口脉微浮紧，或现革脉，芤脉。

【病因病机】 多因产后气血骤虚，卫外之阳不固，腠理不密，以致外邪乘虚而入。如汗出当风，则易感受风邪；如寒邪外袭，则易于伤寒；炎热之盛夏，如贪凉乘风，亦易外感风寒。如产后恶露不尽，瘀血停滞于内，以致气机不利，营卫失调，亦可发热。

【治则】 产后不宜发散，只宜和解，固正除邪为正治法。

【方药】 川芎 12 克　当归 10 克　柴胡 12 克　黄芩 10 克　泡参 18 克　法半夏 10 克　陈皮 10 克　艾叶 6 克　炙甘草 6 克　大枣 10 克　生姜 10 克　水煎服

加减法：伤风者加炒荆芥穗 10 克、防风 10 克，伤寒者加苏叶 10 克。恶露不尽者去大枣，加益母草 25 克、醋炒香附 12 克；纳差者加谷芽 30 克。

【方解】 此方乃仲景之“小柴胡汤”合“佛手散”加味而成。方中小柴胡汤和解少阳，以解表邪，芎归行血和血补血，陈皮理气健脾，艾叶温经散寒止痛。全方共奏和解表里，固正除邪之功。

【病案】 李××，女，24 岁，教师。1967 年夏诊治。

患者因产后二周，恶寒发热，头疼身痛前来诊治。询问其病之起因，自诉于前天夜间贪凉而不慎感受风寒，今恶寒发热，头痛眼花，周身肌肉关节痠痛，口干口苦，胃纳不佳，时有恶心，小腹微痛，恶露未尽，大便溏稀，小便清长。查其脉象，浮数而弱，舌苔薄白。乃产后感受风寒之疾也。

处方：当归 10 克　川芎 10 克　柴胡 12 克　黄芩 10 克　泡参 12 克　法半夏 10 克　陈皮 10 克　艾叶 3 克　炙甘草 3 克　生姜 10 克　益母草 25 克　苏叶 10 克　二剂　水煎服

二诊：寒热已退，食欲欠佳，身软乏力，舌苔白薄，脉浮缓。表邪已解，营卫未和，胃气尚虚，法宜调气血、和营卫、扶脾胃，方用柴芍六君汤化裁。

处方：泡参 15 克　柴胡 10 克　黄芩 10 克　法夏 10 克　生姜 10 克　甘草 5 克　大枣 12 克　茯苓 12 克　苍白术各 10 克　当归 10 克　白芍 12 克　益母草 25 克　三剂　水煎服

后随访，药后病已痊愈。

注：亡血家不可发汗，以其人血虚故也，今产妇外感风寒，因血虚营卫不固，不宜发散解表，只宜和解，陈修园《医学三字经》列“小柴胡汤”为产后第一方，可谓中肯之谈。

乳　痈

乳痈，常见于产后哺乳期，尤以初产妇为多见。中医认为由于肝气郁结，阳明经瘀热壅滞，或乳儿口热，致使乳汁凝滞而发病。也有因寒凝气滞而发病者。

古人对乳痈的病因、发病经过、症状、以及预后有详尽之描述。如隋·巢氏《诸病源候论》中云：“足阳明之经脉，有从缺盆下于乳者，劳伤血气，其脉虚，腠理虚寒，客于经络，寒搏于血，则血涩不通，其血又归之，气积不散，故结聚成痈。痈气不宜，与血相搏，则生热，热盛乘于血，血化成脓。

亦有因乳汁蓄结与血相搏，蕴积生热，结而成乳痈者。年四已还治之，多愈。年五十已上，慎不当治之，多死……盖怀胎之痈，病起阳明，阳明胃之脉也，主肌肉，不伤脏，故无害。诊其右手关上脉，沉则为阴。虚者则病乳痈，乳痈久不瘥，因变为瘘”。《养生方》云：“热食汗出，露乳伤风喜发乳肿，名吹乳，因喜作痈”。清·《医学心悟·乳痈乳岩》：“乳痈者，乳房肿痛，数日之外，焮肿而溃，稠脓涌出，脓尽而愈。”

【临床症状】 患侧乳房红肿胀痛，局部变硬，有压痛，乳汁流通不畅，恶寒发热，头痛头晕，浑身痠痛。若发热不退，肿块增大发红，疼痛阵作，常短期内化脓，则见肿块中央变软，久而不愈可发而成瘘。其痈肿可为一侧，也可两乳先后发病。舌苔白薄或黄腻，脉象浮弦而数。

【病因病机】 因肝气郁结，阳明经瘀热壅滞，或寒凝气滞，或乳儿口热，致使乳头皲裂，乳汁流通不畅而发生瘀积，或乳房不洁，热毒乘机侵袭人体而发为乳痈。

【治则】 属热证者，宜清热解毒、活血通络；属寒证者，则解表散寒。

【方药】

方一：当归尾 10 克　赤芍 10 克　浙贝 12 克　天花粉 12 克　白芷 10 克　防风 10 克　穿山甲 10 克　制乳香 6 克　制没药 6 克　银花 12 克　陈皮 10 克　甘草梢 6 克　炮皂角刺 10 克　紫花地丁 15 克　丝瓜络 6 克　酒 50 克同水煎服

加减法：如已化脓去白芷、防风，加黄芪 20 克。

【方解】 此方为《医宗金鉴·外科心法要诀》仙方活命饮加味而成。方中金银花、紫花地丁清热解毒，防风、白芷散风消肿，当归活血，陈皮行气，浙贝利痰散结，天花粉清痰降火，甘草化毒和中，乳香调气托毒外透，没药散瘀消肿定痛，再加穿山甲、皂角刺贯穿经络，溃壅破坚、引药直达病所，丝瓜络祛风行血通络，更用酒性走散、通行周身，使药力迅速发挥。

【病案】 李××，女，23岁，昆曲演员，1959年秋诊。

患者初产一女孩，月后左乳生痈，乳房红肿焮热疼痛，遂住院治疗。西医检查脓已形成，即行切开引流术，术后左乳尚没痊愈，右乳又红肿硬痛，西医谓待脓成再予切开引流。因患者畏之，自动出院，求余诊治。述左乳尚没完全收口，右乳疼痛剧烈，畏寒头痛，不思饮食。查右乳红肿硬痛，舌质红苔黄滑，脉象弦数。辨为阳证、热证，乃因肝气郁结，热毒侵入阳明，致使经络瘀热壅滞而发病。遂投以《金鉴》仙方活命饮加减。

处方：白芷10克　荆芥穗12克　银花藤30克　当归10克　白芍18克　天花粉25克　浙贝母12克　制乳香6克　制没药6克　炮穿山甲10克　甘草6克　皂角刺12克　水酒各半煎服

一剂痛减，三剂红肿见消，疼痛大减，五剂红肿尽退，诸证全除。

说明:《金鉴》仙方活命饮只适宜于阳证、热证。

方二：天花粉12克　白芷10克　败酱草30克　鸡血藤15克　泽兰叶15克　制香附12克　赤芍12克　银花藤30克　蒲公英30克　甘草梢6克　炮皂角刺12克　水煎服

可用鲜地柏枝叶冲绒，热敷患处，每日更换一二次。

【方解】 银花藤、蒲公英、败酱草清热解毒，白芷散风消肿，鸡血藤补血活血，赤芍、泽兰活血祛瘀，天花粉清热降火，甘草和中解毒，皂角刺通络溃壅破坚，香附疏肝理气，共奏清热解毒散结之功。

【病案】 聂××，女，24岁，工人。1963年7月诊治。

初产之妇，产后正值炎热之季，天气闷热，始觉周身不适，后发现右乳内有一结节，稍硬不大，未引起注意。今因结节逐渐增大，局部红肿疼痛，恶寒发热，头痛，口干口苦，来门诊求治。查其右乳红肿焮热，内有一硬结，脉象洪数，舌苔黄腻。余辨为风热毒邪客于经络，阻滞气机，致使乳汁流通不畅而发为“乳痈”。拟以清热解毒，消肿散结之剂。

处方：天花粉 18 克　白芷 10 克　败酱草 30 克　鸡血藤 25 克　香附 12 克　赤芍 12 克　连翘 15 克　丹皮 10 克　蒲公英 30 克　银花 15 克　炮皂角刺 15 克　甘草 6 克　水煎服

服一剂证有所减，二剂寒热退，口干口苦、局部疼痛等证均减，服三剂病愈。

方三：葛根 25 克　麻黄 10 克　桂枝 10 克　白芍 10 克　细辛 3 克　甘草 6 克　大枣 10 克　生姜 10 克　水煎服

加减法：若肝气郁结，胁肋疼痛者加吴茱萸 3 克；体弱者麻黄减为 6 克。

【方解】 此为《伤寒论》葛根汤加细辛而成。方中葛根升阳发表，通阳明胃经；麻黄为辛温发表之主药；配桂枝、细辛、生姜以增强解表散寒之功力；白芍、大枣调和营卫；甘草调和诸药。共奏解表散寒，通络消痈之效。

【病案】 宋××，女，26 岁，×院妇产科医生。1976 年 5 月 12 日诊。

自述产后半月，突觉右乳红肿作痛剧烈，且恶寒发热，无汗，头疼身痛，口淡无味，饮食不佳，二便尚调。余查其右乳内有一硬结，红肿，脉象浮紧，舌苔白滑。辨为外感风寒之邪，阻滞经络而发为“乳痈”，拟葛根汤加味治之。

处方：葛根 25 克　麻黄 10 克　白芍 10 克　桂枝 10 克　细辛 5 克　甘草 6 克　大枣 12 克　生姜 12 克　吴萸 5 克　二剂，水煎服

服一剂寒热解除，红肿稍退；服二剂诸证悉愈。

说明：因外感风寒所致的乳痈较风热所致者疼痛更为剧烈。因寒为阴邪，其性收引，凝滞气血，致脉络不通，故痛剧烈也。见有寒邪外证者用葛根汤加细辛、吴萸；若无外证，而

有内寒，疼痛剧烈，脉沉者，可用仲景白通汤加吴萸、细辛，奏效更速，一般可二三剂而获全愈。

注：乳痈之患以风热毒邪所致者为多，用“仙方活命饮”治疗效如桴鼓。未溃者数剂即消，已溃者十余剂亦可告愈，均不必外用敷药。但事物总是一分为二的，有热必有寒，乳痈属热性的为多见，属寒者亦有，上述用葛根汤治愈病例，则说明临床上确有“因寒”致发乳痈者，值得引起医者注意。

恶露不绝

产妇在分娩以后，胞宫内遗留的余血和浊液，称为恶露。恶露一般在二至三周内应当完全排出，如果超过这段时间，仍然淋沥不断者，《妇人大全良方》称为“恶露不绝”，《肘后备急方》称为“恶露不止”，《诸病源候论》称为“恶露不净”。

恶露不绝的主要病位在冲任，而与脏腑气血有着密切的关系。因冲为血海，任主胞宫，恶露为血所化，血源于脏腑，注于冲任，若脏腑受病，冲任不固，每可发为恶露不净。其病有因于产伤经血，气血两亏，气虚下陷，气不摄血，冲任不固者；有因气机不利，肝气不和肝不藏血者；有因气滞血瘀，余血未尽，兼感寒凉邪气，致败血瘀阻冲任而恶露时下者等。如《古今医鉴·产后》：“产后恶露不尽，亦有发热恶寒，必胁肋胀满连大小腹，有块作痛，名儿枕痛”。《医学心悟·恶露不绝》：“产后恶露不绝，大抵因产时劳伤经脉所致也……若瘀血停积，阻碍新血，不得归经者，其证腹痛拒按，宜用归芎汤……先去其瘀，而后补其新，则血归经矣”。《诸病源候论·产后崩中恶露不尽候》：“产伤于经血，其后虚损未平复，或劳役损动，而血暴崩下，遂因淋漓不断时来，故谓崩中。恶露不尽，凡崩中若小腹急满，为内有瘀血，不可断之，断之终不断，而加小腹胀满，为难愈，若无瘀血，则可断易治也”。

余临床所见“恶露不绝”一证，以气滞血瘀兼感寒凉邪气，致败血瘀阻冲任，恶露时下者为最多。就此型之证治介绍于下：

【临床症状】 恶露淋漓涩滞不畅，时来时止，挟块色黯，小腹微胀痛。舌质两边瘀暗，苔白滑，脉沉弦。

【病因病机】 产时或产后失血耗气，百脉空虚，寒入胞宫，或伤生冷，致寒凝气滞血瘀，冲任失调，血不归经，恶露时下。

【治则】 理气散寒，调和冲任，活血化瘀，温宫止血。

【方药】 柴胡 18 克　泡参 25 克　当归 10 克　川芎 10 克　桃仁 10 克　炮姜 5 克　益母草 25 克　生姜 10 克　甘草 5 克　赤芍 12 克　大枣 12 克

【方解】 本方乃仲景“小柴胡汤”与傅青主“生化汤”加减而成。方用柴胡疏理气机，配生姜之温散以祛寒湿；生姜、大枣同用，可和营卫，调寒热；泡参、甘草、大枣益气调中，扶正撤邪；当归、川芎、赤芍、桃仁、益母草养血活血，化瘀血，生新血；炮姜温宫止血，全方有理气散寒，调和冲任，祛瘀生新，温宫止血之功效。

【病案】 丁××，女，23 岁，本院护士。1973 年 11 月诊。

产后发热，先服西药、打针并行，热有所减，仍寒热并作，发作有时，胸闷食少，小腹坠痛，恶露不绝。后又注射“麦角”、口服“益母流浸膏”、“益母丸”、“当归丸”等药，亦效果不佳。今恶露仍时来时断，淋漓不绝已一个半月。查其苔白润，脉沉弦。辨证为产后外感风寒，致寒凝气滞血瘀，冲任失调，恶露时下，拟柴胡生化汤治疗。

处方：柴胡 25 克　泡参 30 克　生姜 12 克　炮姜 5 克　当归 10 克　川芎 10 克　赤芍 12 克　桃仁 10 克　益母草 25 克　甘草 5 克　二剂，水煎服二诊：自述药后恶露已少，余证悉减。效不更方，守方三剂，隔日一剂，后随访病已痊愈。

疳　积

疳积，是指小儿脾胃虚弱，运化失宜，以致气液耗损，饮食不为肌肤，外形干枯羸瘦，气血不荣，或腹部胀大，青筋暴露，形体虚惫，缠绵难愈，甚至严重影响生长发育，导致不良后果的一种慢性疾患。

古人认为“疳”的含义有二：一曰小儿恣食肥甘生冷等物，严重损伤脾胃功能，形成积滞，日久成疳；一曰气液干涸，身体羸瘦，形成干疳。二者合称为“疳证”。

脾为后天之本，生化之源，而小儿脾胃未坚，消化力弱。若饮食失调，护理不当，容易影响脾胃受纳运化功能而发病。脾为中土，执中央以运四旁，脾胃受损，诸脏失养，尤易影响肝肾二经而发生各种疳积之证。

《幼幼集成》：“夫疳之为病，亦小儿恶候，十六岁以前，其病为疳，十六岁以上，其病为痨，皆真元怯弱，气血虚衰之所致也。究其病源，莫不由于脾胃。盖胃者，水谷之海也。水谷之精气为营，悍气为卫，营卫丰盈，灌溉诸脏。为人身皮毛，肥腠理者，气也；润皮肤、美颜色，血也。所以水谷素强者无病，水谷减少者病，水去谷亡则死矣。凡病疳而形不魁者，气衰也；色不华者，血弱也。气衰血弱，知其脾胃必伤。有因幼少乳食，肠胃未坚，食物太早，耗伤真气而成者。有因甘肥肆进，饮食少餐，积滞日久，面黄肌削而成者。有因乳母寒热不调，或喜怒房劳之后乳哺而成者。有二三岁后，谷肉果菜恣其饮啖，因而停滞中焦，食久成积，积久成疳，复有因取积太过，耗损胃气。或因大病之后，吐泻疟痢，乳食减少，以致脾胃失养。二者虽所因不同，然皆总归于虚也……疳之为病皆虚所致，即热者亦虚中之热，寒者亦虚中之寒，积者亦虚中之积，故治积不可骤攻，治寒不宜峻温，治热不可过凉。虽积为疳之母，而治疳必先去积，然遇极虚者而迅速攻之，则积去而疳危矣。故壮者先去积而后扶胃气，衰者先扶胃气而后消之。书曰：壮人无积，虚则有之。可见虚为积之本，积反为虚之标也”。这段文字可谓对疳积的病理、治则说得非常全面透彻。

余在临证之时，每遇小儿疳积之证，遵小儿“以消为补”、“以通为用”、“腑气以通为贵”之理，先去其积，后培其本治其疳，以健脾益气为法，屡投屡效，特介绍如下。

【临床症状】 面黄肌瘦，或逐渐消瘦，肌肉松弛，毛发稀疏，困倦喜卧，精神不振，目无光彩，纳食不佳，腹胀拒按，甚或腹大青筋暴露，或食则呕吐，或午后潮热，或烦躁不宁，大便不调，或大便溏泻，或便干闭结，小便黄浊，或如米泔，舌苔浊腻，脉象濡细而滑，或兼数，指纹多青滞。

【病因病机】 小儿乳贵有时，食贵有节。小儿脾胃薄弱，若乳食无度，或恣啖肥甘生冷，壅滞中州，脾气不运，往往形成积滞；积滞日久，脾胃受伤，阻滞气机，乳食及水谷之精微无以运化，致营养失调，脏腑气血供应不足，渐至身体羸弱，气液亏损，而发为疳积。古人云：“无积不成疳。”说明了先有积滞，而后出现疳证。由于营养缺乏致小儿发育障碍。此类病证，每多虚实并见，或虚中挟实，或实中挟虚。故临床上疳积之证极为复杂，多种多样。

【治则】 健脾和胃，消食利水。

【方药】 鸡屎藤 30 克　鱼鳅串 30 克　侧耳根 30 克　隔山撬 30 克　车前草 30 克

加减法：大便溏泻者加石菖蒲 10 克、水灯心 15 克，小便清长者去车前草。

【方解】 此方有健脾消积利水之功。方中鸡屎藤性味酸甘平，消食导滞；鱼鳅串（马兰）性味辛微苦，除湿利水，消食积腹胀；侧耳根（鱼腥草）辛寒，去食积，补虚弱，消腹胀；隔山撬（隔山消，隔山锹）甘苦平，养阴补虚，健脾消食；更加车前草利水通淋。

【病案】 龚××，男，8岁，学生。1978年冬诊。

患儿平素喜食生冷瓜果之物，近半年来食量大减，形体逐渐消瘦，面色萎黄，神疲肢困，腹部胀大，大便溏稀，日2～3次，尿如米泔，频而不畅。查其脉濡弱，苔浊而腻，按之腹濡软。余思之，此乃内伤饮食，脾失健运，气机阻滞，致水谷精微无以运化，脏腑失养，而发为疳积。遂投消食导滞利水之剂。

处方：鸡矢藤30克　鱼鳅串30克　侧耳根30克　隔山撬15克　车前草30克　鸡内金5克　水灯心15克　三剂，水煎服

二诊：服三剂后，腹胀减，食欲增，尿畅利。方药对症，守方再服三剂。

三诊：诸证若失，拟香砂六君子汤调理脾胃、益气建中，以善其后。

余于1969年在武隆县高山区巡回医疗时，该处小儿患“疳积”多人，有的面黄浮肿，形体消瘦，腹大如鼓，大便溏泻，小便色黄量少，病极严重，余就地采用草药“鸡矢藤、侧耳根（蕺菜）、鱼鳅串（路边菊）、隔山撬（白鼓）、车前草”，煎服，连服多剂后，患儿逐渐胃纳转佳，面肢腹部肿胀消失，二便正常，面色红润而获痊愈。

痄　腮

痄腮是一种急性传染性疾病，以腮部肿胀疼痛为主要特征。民间俗称“趁耳寒”、“颊耳寒”；中医称“痄腮”、“温毒发颐”、“蛤蟆瘟”，西医称“流行性腮腺炎”。

痄腮是因风温病毒之邪由口鼻而入所致。四季均可发生，以冬春两季较为多见。多发于幼儿，二岁以下的小儿少见、十二岁以上的个别儿童可伴有睾丸红肿作痛，并可引起终生不育。本病预后良好，可获得终生免疫力。也有极个别病例可因温毒内陷而发生痉厥昏厥。

痄腮可发于一侧或两侧，患处逐渐肿大，拒按。其化脓者称为发颐，但少见。治疗以疏风解毒，软坚消肿为大法。

【临床症状】 初时腮部一侧或两侧发痠肿胀，咀嚼食物不利。如治不及时，1～2 天后腮部逐渐肿大坚硬，胀痛拒按，并伴有壮热寒战，头痛，周身疼痛，倦怠，或食欲减退，呕吐，或间有耳聋，咽部红肿，口渴烦躁，吞咽和咀嚼困难，舌尖红苔黄，脉象滑数。

【病因病机】 本病为感受风温病毒之邪而成。邪毒从口鼻侵犯机体，壅阻少阳之络，故腮肿坚硬；风为阳邪，温亦为阳邪，故见壮热、寒战、头痛、身痛、倦怠等证；因温毒炽盛，故壮热、昏迷、痉厥，少阳与厥阴互为表里，足厥阴之脉绕阴器，故见痄腮发病之时可伴有睾丸红肿疼痛之证。

【治则】 疏风清热，软坚消肿。

【方药】 连翘 15 克　升麻 12 克　夏枯草 30 克　柴胡 25 克　黄芩 12 克　蒲公英 30 克　大青叶 30 克　薄荷 10 克　大力子 10 克　银花藤 30 克　车前草 30 克　水煎服

同时可用仙人掌冲绒外敷患处，每日更换一二次。

加减法：已化脓者加挖耳草 30 克（即天名精）。

【方解】 方中连翘、蒲公英、夏枯草清热解毒，消痈散结；薄荷、大力子疏散风热，利咽散结；升麻发表解毒；银花藤、车前草清热解毒；柴胡和解退热；黄芩清热燥湿；大青叶清热解毒凉血。全方共奏清热解毒，疏风散结之功。

若并发睾丸红肿疼痛者，用下方治之。

龙胆草 10 克　黄芩 10 克　柴胡 15 克　木通 12 克　蒲公

英30克　银花藤30克　车前草30克　葎草30克　橘核12克　荔枝核12克　台乌10克　水煎服

【方解】 方中柴胡和解退热，疏肝；黄芩苦寒清热燥湿；龙胆草清泄肝胆之热；银花藤、车前草、葎草、蒲公英清热解毒，散结；木通利水降火；荔枝核、橘核、台乌行气止痛，散寒消结。全方共奏清热解毒，利水降火，行气消结之功。

【病案】 李××，男，7岁，小学生。1963年2月诊治。

其父带其来院。诉曰："吾儿前天开始感到周身不舒，不发热，以为感受风寒之故，未加注意。昨天突见其左腮较右腮为大，且感轻度作痛。今天左腮肿痛剧烈，咽痛，发热，畏寒，倦怠，纳食不佳"。余审其脉证，断为"痄腮"，投以：

连翘10克　升麻6克　夏枯草15克　柴胡10克　黄芩10克　大青叶15克　蒲公英15克　薄荷3克　大力子10克　银花藤15克　车前草15克　三剂，水煎服

二诊：述服一剂证有所减，二剂证去其大半，三剂诸证若失。今药已对症，效不更方，再进二剂以祛其余毒。

蛔　虫　病

蛔虫病是一种比较常见的疾病，多见于儿童。古代文献中已有详细的记载。如《素问·咳论》："胃咳之状，咳而呕，呕则长虫出"。《灵枢·厥病》篇曰："肠中有虫瘕及蛟蛕……心肠痛，侬作痛，肿聚，往来上下行，痛有休止，腹热喜渴，涎出者，是蛟蛕也"。《伤寒论》厥阴篇："食则吐蚘"；《金匮要略》曰："病腹痛有虫……腹中痛其脉当沉，若弦反洪大，故有蚘虫"，"蚘虫之为病，令人吐涎心痛，发作有时，毒药不止"；"蚘厥者乌梅丸主之"等等。以下就蛔虫病之证治论之。

【临床症状】 少量蛔虫寄生于人体，可无任何症状，或只有轻微腹痛。蛔虫较多时，则常见上腹或脐周疼痛阵作，可

伴有恶心呕吐，或呕蛔，或便蛔。儿童常见夜间烦躁不安，吵闹磨牙，梦中流涎，甚则抽搐。或见面黄肌瘦，肚腹膨大，衰弱无力，月久可影响小儿的正常发育。如蛔虫很多，常因饮食不节，发热或其他因素刺激，使蛔虫扭结成团而发生肠梗阻。或上窜胆道，引起恶心呕吐，上腹剧痛阵作，并放射到右肩部，甚则出现恶寒发热，或黄疸。如上窜入胃则呕蛔。在脸颊部、眼结膜、下唇黏膜常可见虫斑，大便镜检可发现蛔虫卵。

【病因病机】 因误食不洁之生冷瓜果蔬菜及食物，或手指爪甲衣被附卵，卵随饮食入口而发病。加之饮食不节，损伤脾胃，湿热内蕴为蛔虫在肠内生长所宜。正如《奇效良方》所说："脏腑不实，脾胃俱虚，杂食生冷甘肥油腻之物，或食瓜果与畜兽内脏遗留诸虫子类而产。"

【治则】 肠蛔虫和胆道蛔虫，以温脏安蛔为主；蛔虫性肠梗阻以通下杀虫为主。

【方药】

方一：乌梅丸早晚空腹各 6 克，开水送下。

方二：乌梅 12 克　黄连 6 克　炒川椒 10 克　干姜 6 克　广木香 10 克　水煎服

【方解】 乌梅味酸以安蛔，黄连味苦以下蛔，川椒味辛以驱蛔，干姜辛热以温脏祛寒安蛔，广木香性味辛苦温以行气止痛。五药共奏温脏安蛔，驱虫止痛之效。

【病案】 肖××，男，12 岁，学生。1965 年 9 月 5 日就诊 。

近半月来脐周反复阵发性疼痛，甚则恶心呕吐，平时喜食生冷瓜果之物，饮食尚可，小便正常，大便不爽，有时自便蛔。近二天来腹痛剧烈，故前来求治。患者呻吟不已，面色少华，两面颊有白色虫斑各一块，脐周有块，脉细弦，舌质淡苔薄黄。大便镜检可见蛔虫卵 1～3。余断为蛔虫病，投以下方。

乌梅 12 克　黄连 6 克　炒川椒 10 克　干姜 6 克　广木香

10克　川楝子10克　二剂，水煎服

并嘱其母，日夜进二剂四服，次日来复诊。

第二天，其母带儿复诊。母曰："昨天服一剂痛大减，大便下蛔十余条；进二剂，腹痛消失，大便又下蛔数条。昨夜能安静入睡。"余见腹痛已除，蛔虫已下，遂用六君子汤加味调理，善其后。

方三：生大黄15克（后下）　芒硝10克（化服）　厚朴25克　枳壳12克　桃仁12克　槟榔20克　水煎服

服后以大便通利为好，若一服大便仍不畅，可再服。

【方解】 大黄苦寒荡涤肠胃，芒硝咸寒软坚润肠，枳壳、厚朴苦温行气，破结除满，桃仁苦甘润肠杀虫，槟榔辛苦温杀虫消积利气，共奏通下止痛杀虫之功。

【病案】 张××，男，25岁，工人。1966年11月12日诊。

患者由同事陪同来诊。病者面色发青，呻吟不已。自诉今早上班时微觉腹痛，饮食正常，已二天未解大便，小便色黄；九时许，突然脐腹痛大作，难以忍受。余见其腹部膨胀，脉弦有力，舌苔黄厚，且二天未解大便，曾大便镜检发现蛔虫卵，未驱过虫。诊为"急性蛔虫性肠梗阻"，遂投以大承气汤加味治之。

处方：生大黄15克（后下）　芒硝12克（化服）　厚朴25克　枳壳12克　桃仁12克　槟榔20克　二剂，水煎服

一服肠中鸣响，再服解大便一次，下燥屎数枚，后稀便中夹蛔虫数条而下，腹痛若失而愈。

方四：用麻油或烧熟的菜油、豆油口服或灌肠。口服每次30～50毫升，根据病情每天可服二三次。

【方解】 麻油甘凉润肠通便，解毒杀虫；菜油润肠通便；豆油甘辛温微毒，有驱虫润肠之功。

方五：用蜂蜜一瓢羹，煎起大泡（以滴水成珠为度），然

后捏成青果大小，纳入肛门内，以达到通便的目的。若一次不通，可重复应用二三次。

【方解】 蜂蜜甘平而滋润，能滑利大肠，故纳入肛门中能导大便。

蛲　虫　病

蛲虫病是由蛲虫寄生人体所引起的疾病，以小儿为多见。隋·《诸病源候论》曰："九虫者……九曰蛲虫，至细微，形如菜虫……蛲虫居胴肠，多则为痔，极则为癞。因人疮处，以生诸痈疽癣瘘病疥，龋虫无所不为。此诸虫依肠胃之间，若府藏气实，则不为害，若虚则能侵蚀，随其虫之动，而能变成诸患也。"巢氏明确地描述了蛲虫的形状、寄生和活动的部位，发病的内在因素，以及因蛲虫所产生的症状。

【临床症状】 肛门瘙痒，搔伤则碎痛，夜间尤甚，睡眠不安，睡后肛门周围可见细小蠕动的白色小虫，粪检中可找到蛲虫，以及食欲减退，咬指甲，尿频或遗尿，消瘦等，女孩还有外阴瘙痒及白带。

【病因病机】 平素饮食不洁，或脏手抓食物，使湿浊之邪入侵人体，加上体质素弱，正气不足而发病。

【治则】 燥湿解毒杀虫。

【方药】

方一：每晚用百部、苦参各 15 克　煎水熏洗肛门，再将六神丸一粒塞入肛门内，连续使用一周。

【方解】 百部、苦参解毒杀虫；六神丸由珍珠粉、犀牛黄、麝香各 4.5 克、腰黄、冰片、蟾酥各 3 克　各研细末，用好酒化蟾酥，再与药末调匀为丸，如芥子大，百草霜为衣。方中珍珠、牛黄清热解毒，腰黄即上等雄黄，苦温有毒，燥湿解毒杀虫；冰片、麝香解毒杀虫；蟾酥甘温有毒，亦可解毒杀虫；百草霜解毒。诸药共奏解毒杀虫燥湿之功。

【病案】 王××，女，7岁，学生。1968年6月15日来诊。

由母带来求治。母曰："吾女经常肛门作痒，夜间熟睡后常见肛门爬出白色小虫，经中西医以'蛲虫病'治疗效果不佳"。余诊其脉细无力，舌苔薄白，仍断为"蛲虫病"。投以百部84克、苦参70克、六神丸一瓶。并嘱其母每晚先用百部12克、苦参10克，煎水熏洗肛门，再将六神丸一粒塞入肛门内，连用七天见效。其母疑之，经再三说明，乃许试之。用一周后再未见小虫从肛门爬出，查大便未找到蛲虫。

方二：苦参30克　百部30克　消毒药棉30克

合煮二小时，取药棉烘干，然后用雄黄末6克拌和，做成15～20个小棉球，每晚将棉球一个塞入肛门内，连用15～20次。

【方解】 苦参清热除湿、解毒杀虫；雄黄解毒杀虫，百部杀虫。三药合用则解毒杀虫之力更强。

【病案】 李××，男，5岁。1965年7月9日就诊。

患儿形体消瘦，面色少华，纳差，大便溏稀，夜间吵闹不安，睡后常见小白虫从肛门爬出，脉细弱，舌质淡苔薄白。余辨为"蛲虫病"。用方二治之。

后某日在路途中遇其母，询问患儿现状如何，母喜曰："医生之药有效，我儿用上药一料，蛲虫消失，饮食大增，身体长胖，面色改观。"

黄肿病（钩虫病）

钩虫病属于中医"黄肿"、"黄病"的范畴。《医确》曰："黄肿多有虫与食积，有虫必吐黄水，毛发皆直，或好食生米茶叶之类，用使君子、槟榔、雷丸之属"。《诸病源候论》云：

"九虫者，一曰伏虫，长四分"。其伏虫之状颇与钩虫相似。前人的这些论述为我们了解钩虫的起因、病状及治疗指明了方向。由于钩虫病是以贫血为主证，故有"黄肿病"、"桑叶黄"、"懒黄病"之称。余在临床工作中，自拟"青没丸"治之，收到了较为满意的效果。现就钩虫病之证治论述如下。

【临床症状】 本病以贫血为主证。轻者头晕乏力。重者神疲乏力，心悸气短，头晕耳鸣，眼花怯寒，面色萎黄或苍白，皮肤干燥，下肢或全身浮肿。有的可出现恶心呕吐，上腹不适或疼痛，潮热。有的食欲亢进，少数患者有异食生米、泥土、石块、木炭、瓦片、破布等怪癖，儿童则发育和智力障碍，妇人则月经不调。

【病因病机】 本病是感受粪土湿浊之邪，或饮食不洁，或劳逸失宜，损伤脾胃，致水谷运化障碍，湿从内生，湿郁化热，湿热蕴结于肠胃，虫伏肠中，耗伤水谷精微，而产生脾虚积滞之证。久病脾胃受损，运化失职，致气血来源不足，故面色萎黄或苍白，头晕耳鸣，神疲乏力，心悸气短，妇女月经不调等气血两虚之证。

【治则】 解毒杀虫，温中燥湿，活血补血。

【方药】 青没丸。

青矾 30 克（火煅，醋淬七次，使青矾变为红色为度）制没药 16 克　干姜 12 克

各研细末，水泛为丸如黄豆大，朱砂为衣。亦可蜜丸。每日三次，每服 5～7 丸，饭后一小时开水送下。可连服半月至一月。

【方解】 青矾燥湿杀虫补血，制没药活血止痛，干姜温运中阳，朱砂解毒。合而用之，有解毒杀虫，温中燥湿，活血补血之功。

注：青矾，又名绿矾、皂矾、绛矾。性寒、味酸、有小毒，入肝脾二经。

【病案】 张××，男，29岁，农民。1969年8月诊治。

患者面色萎黄，神疲乏力，头昏眼花，腹部有时不适或疼痛，食量大，稍劳动即感心悸气短已一年之久。在当地卫生院查血红蛋白33%、红细胞194万/mm^3、大便镜检发现钩虫卵，诊为“钩虫病”。因该院医生见其贫血严重，不敢驱虫治疗。此时正值我医疗队在该地巡回，其见余是老中医，急来求治。查其脉象细而无力，舌质淡苔薄白，面色萎黄，爪甲无华。亦诊为钩虫病，遂投青没丸方，自制丸药，每日三次，每服5～7丸，饭后一小时开水送下。治疗半月，头昏眼花有所减，面色好转，精神稍振，食量减少，脉细较前有力，舌质淡苔薄白。查血红蛋白45%、红细胞241万/mm^3。前方见效，守方再服半月。一月之后，诸证大有好转，惟头昏较甚。余思之，此为邪祛正虚，气血不足之候，遂停丸药，改用八珍汤加味，益气血、健脾胃，以善其后。

注：1935年余在重庆执行中医业务，重庆国药馆曾将“青没丸”列为密方不传，并制成丸剂专利销售。抗战时期，余在川东农村行医，当时“黄肿病”很多，大大地损害农民的身体健康，而农民经济条件差，无力买药（当时没有驱钩虫的西药）。于是，余自制“青没丸”普济群众，取效甚多。

风　疹

风疹是一种局部皮肤或全身皮肤红肿发痒的发疹性疾病，西医称之为“荨麻疹”。中医认为本病是因感受风寒或风热兼湿之邪，或素体血虚所致。其临床表现是以皮肤出现散在性、大小不等、形态不同、瘙痒难忍的红肿块为主证。

风疹古代称瘾疹。《金匮要略》中有“风气相搏，风强则为瘾疹”，“邪气中经，则身痒而瘾疹”等记载。

【临床症状】 皮肤突然出现散在性大小不等，形态不同的红肿块，且瘙痒难忍，其肿块中央色略白。红肿块可游走性地出现。脉细数，舌质红苔白滑。

【病因病机】 因感受风寒，蕴蓄化热，或风热兼湿之邪，或邪毒（如花粉、生漆等），或饮食生冷之物（如鱼、虾、蟹等），或食物不洁（如腐败之食物等），邪气与气血相搏，郁于肌肤，而发为风疹。或因素体血虚，血虚生内热，内热生风而发病。风为阳邪，善行而数变，故瘙痒难忍，肿块游走不定。

【治则】 补血凉血，疏风除湿。

【方药】 当归 10 克　赤芍 12 克　生地 12 克　玄参 15 克　丹皮 10 克　丹参 12 克　麻黄 10 克　连翘 12 克　升麻 6 克　茵陈 12 克　泽泻 12 克　水煎服

【方解】 此为四物汤合麻黄连翘赤小豆汤加减而成。方中当归补血和血，生地清热凉血、滋阴，赤芍凉血活血、祛瘀散肿，丹皮清热凉血、活血行瘀，玄参滋阴泻火解毒，丹参活血祛瘀、清血热，麻黄开腠理、散邪毒，升麻、连翘、茵陈、泽泻清热解毒除湿。全方共奏补血凉血，清热解毒，疏风除湿之功。

【病案】 张××，男，28 岁，工人。1967 年 9 月就诊。

邻居油漆家具，患者前往帮忙，并看煎熬生漆。时至中午，突然脸及手足暴露部皮肤起小红肿块，瘙痒难忍。下午三时许，其红肿块扩大成片，焮红灼热、瘙痒难忍，急来我院求治。余询问其病史，观其肿块，查其脉证，断为因生漆所致之“风疹”。拟补血活血，祛风除湿，清热解毒之剂投之。处方：当归 10 克　赤芍 12 克　生地 15 克　丹皮 10 克　麻黄 10 克　连翘 15 克　赤小豆 30 克　升麻 6 克　茵陈 18 克　泽泻 15 克　玄参 15 克　二剂　水煎服，日夜进二剂四服

二诊：风疹块全消，已不作痒，效不更方，续投二剂以清其余毒。

说明：此方还可加虎耳草 30 克。余用此方治风疹，取效者甚多。

遗　尿

凡两岁以上之小儿或成人，经常睡中尿床，醒后方知，称为遗尿。

肾主水，司二便，肾与膀胱相表里，三焦通利，膀胱气化正常，财能排泄小便。正如《素问·灵兰秘典论》："膀胱者，州都之官，津液藏焉，气化则能出矣"。《素问·经脉别论》："饮食入胃，游溢精气，上输于脾；脾气散精，上归于肺，通调水道，下输膀胱"。《素问·灵兰秘典论》又云："三焦者，决渎之官，水道出焉"。清·《类证治裁》载："膀胱仅主藏溺；主出溺者，三焦之气化耳"。若三焦气化不利，影响膀胱，膀胱失于藏溺；或肾阳亏虚，"膀胱有冷，不能约于水"，皆可致小便失约而发生遗尿。

上焦以肺为主，肺为水之上源；中焦以脾为主，脾主运化水湿；下焦以肾为主，肾主水，司二阴开合。因此遗尿之发生多与肺、脾、肾三脏有关。

余临床所见之遗尿证，小儿以脾虚为主；成人以肾气不足者为多。今就此两型论之。

一、脾虚遗尿

【临床症状】 口渴思饮，贪饮不拘冷热，务以满足暂时为快，每进食亦必饮水，食欲不佳，形体瘦弱，小腹微胀，尿次较多，白天解十余次，夜间尿三五次，每次量少不畅，要解即解，稍慢即尿于床上。此以三至七岁儿童为多。

【病因病机】 由于饮食不节，嗜水过度，相沿日久，伤及脾胃，脾失健运，脾不散精，肺亦受损，致脾肺气虚，膀胱失约，发为遗尿。

【治则】 补中益气，健脾除湿。

【方药】 小麦 60 克　甘草 12 克　大枣 12 克　花粉 12 克　瞿麦 18 克　水煎服

加减法：湿气甚者去大枣，可酌加海螵蛸 12 克、苡米 15 克、芡实 10 克；水气甚者可加茯苓、远志。

注：上方为成人剂量，儿童酌减。

【方解】 仲景之甘麦大枣汤，本为治脏躁之证而设。以甘草为主药，养五脏，和中缓急；辅小麦养心益肾，清热止渴，利小便；佐大枣甘平质润，补益中气，生津除烦，通九窍；更加花粉降虚火，生津润燥止渴；瞿麦清热利湿，逐膀胱之邪逆，通利小便。五药共奏安神、健脾、除湿、生津、止渴、利尿之功。服后日间烦渴可解，小便通利，夜间尿次减少，安卧入眠，遗尿可止。

【病案】 欧××，男，10 岁，小学生。1966 年冬月诊治。

患儿遗尿七年，每夜 1～2 次，大人小儿皆感极为苦恼。询问小儿，烦渴思饮，食欲不佳，尿频短而不畅，日十数行。常不到下课即要小便，强忍不解则小腹坠胀作痛，因此学业受影响，成绩很差。查形体瘦弱，舌苔白腻，脉濡数。证系脾虚中阳不运，膀胱气化失常，致日间小便短频，夜发遗尿。拟健脾除湿和中利水之甘麦大枣加花粉瞿麦汤治之。

处方：小麦 50 克　甘草 6 克　大枣 10 克　天花粉 18 克　瞿麦 12 克　车前草 30 克

水煎服，每日一剂二服。共五剂。

二诊：服一剂每次尿量增多，尿次减少，夜尿床一次；服二剂夜不遗尿，至今已连续三天未再遗尿，此数年来之幸事也。余拟补中益气汤加减五剂，隔日一剂，以善其后。半年后随访，遗尿之证已愈，心情舒畅，食欲大增，形渐胖壮。

二、肾虚遗尿

【临床症状】 禀赋不足，形体瘦弱，食欲不振，大便稀溏，腰痠腿软，小便清长，夜尿较多，每夜遗尿一、二次，舌质淡苔白薄，脉沉细无力。

【病因病机】《诸病源候论》曰："遗尿者，此由膀胱有冷，不能约于水也"。膀胱有冷者阳虚也。膀胱与肾互为表里，肾为先天之本，主水，主二阴，司二便，肾阳主开，肾阴主合。肾气充足，脾能健运，则膀胱气化旺盛，小便日夜循常。肾阳亏虚，肾气不足，则膀胱气化失常，不能约束小便致发遗尿。

【治则】 温补肾阳。

【方药】 鹿角霜研为细末，备用。

十岁以下儿童每晚 3 克，白开水冲服（亦可伴白糖少许调味）；十岁以上者每服 6 克，白开水或淡盐开水冲服；可连续服半月左右，服药期间忌食萝卜。

【方解】 鹿角霜乃鹿角熬后所遗之残渣。其性味咸温，咸能入肾，温能补虚助阳。《医学入门》曰："治五劳七伤羸瘦，补肾益气，固精壮阳，强骨髓"。《本草逢原》云："治脾胃虚寒，食少便溏"。《本草便读》说："鹿角胶、鹿角霜，性味功用与鹿茸相近，但老壮衰老不同，然总不外乎血肉有情之品，能温补督脉，添精养血。如精血不足，而受腻补，则可用胶；若仅阳虚而不受滋腻者，则用霜可也"。从上可知，鹿角霜实为补肾阳，治肾虚遗尿之佳品。

【病案】 杜××，女，14 岁。1973 年夏诊。

不足月产，素体瘦弱，易感时病，食量不大，腰痠腿软，月经未潮，尿床多年。舌质淡，脉细弱，余断之乃肾气不足，"膀胱虚冷，不能约于水"以致遗尿。投鹿角霜 250 克，研细末，每夜淡盐开水服下 6 克。服半月，休息一周，续服半月。后随访，服药旬日遗尿即止，服至一月，食量大增，形体渐壮，月事已潮，遗尿已愈。

天行赤眼

明·《审视瑶函·天行赤热》云："天行赤热，时气流行，三焦浮燥，泪涩睛疼，或椒疮沙擦，或怕热羞明。或一目而传两目。或七日而自清宁，往往尔我相感，因虚被火熏蒸，虽曰浅病，亦弗为轻，倘犯禁戒，变症蜂生，要分虚实，须辨六经"。傅氏指出了天行赤眼是一种急性传染性眼病，乃因感受四时风热毒疠之气所致。见证为目忽赤肿，疼痛，流泪，怕热羞明，眵多粘结，沙涩难开，甚则虬脉旋生，胞肿头痛，一目患病，可传及二目，互相传染。轻者一周而愈，若犯禁戒，则变症蜂生。

病有虚实，体有强弱，邪有轻重，各随所受而分经络发病，故须辨六经。

【临床症状】 初起眼睑赤肿，目珠疼痛，流泪，怕热羞明，够多粘结，沙涩难开。有先患一目而传及二目；也有二目同时发病的；也有一目刚退，他目又病的。舌质偏赤，苔薄白或黄滑，脉浮数或弦数。预后一般良好，若失治可变生云翳。

【病因病机】 素患目疾，痰火热病及肾虚元气不足之人，因感受四时风热毒疠之气所致。

【治则】 疏风解表，清热解毒。

【方药】 荆芥穗 10 克　防风 10 克　刺蒺藜 12 克　竹柴胡 20 克　黄芩 10 克　赤芍 10 克　蝉衣 12 克　木通 12 克　甘草 6 克　银花藤 30 克　夏枯草 30 克　车前草 30 克

加减法：如赤痛较甚，眵多干结，热泪如汤，沙涩难开者加连翘 12 克、龙胆草 6 克；口渴便秘，小便赤少，脉象数实，舌苔黄腻者加炒山栀 10 克、大黄 6 克、泽泻 12 克。

【方解】 方中荆芥穗、防风祛风解表，柴胡和解退热、疏肝解郁，刺蒺藜疏肝解郁、祛风明目，黄芩清热解毒，赤芍清热凉血，蝉衣散风热、木通降火利水，甘草解毒、调和诸药，银花藤、夏枯草、车前草清热解毒。诸药合奏疏风解表，清热解毒之功。

【病案】 朱×，男，25岁，工人。1962年7月15日诊治。

患者自诉前天开始左眼睑红肿，眼珠作痛，初不介意。今天眼睑红肿加剧，眼珠疼痛，流热泪，畏光，视物模糊，眵多结团，似眼中有沙石。余视其左目，红肿眵多，脉浮数，舌苔黄厚。乃风热之邪犯目，拟以疏风解表，清热解毒之药投治。

处方：荆芥穗10克　防风10克　刺蒺藜12克　竹柴胡10克　黄芩10克　赤芍10克　蝉衣12克　木通12克　连翘12克　龙胆草6克　银花藤30克　甘草6克　四剂，水轻煎，每日一剂，三服

另用冬桑叶15克、苦丁茶10克，煎水熏洗患眼，日二三次。

二诊：服药四剂，诸证大减，药已对症，效不更方，守方再进三剂，日一剂二服，熏洗如前法，以清其余毒。

瘀血灌睛

瘀血灌睛，属于眼病之目赤范围，乃因血壅肝经所致，亦有因外损而成者。

本病是一种病情变化多端，病势凶险之症，轻则视物不清，重则失明。《审视瑶函》对瘀血灌睛一症有较详细的论述：“此症为目病最毒……初起不过红赤，次后紫胀，及白睛胀起，甚则胀形如虬筋。盖其病乃血贯睛中，滞塞不通。在脾则肿胀如杯，椒疮之患。在珠则轮涌起凝脂黄膜，痕粿成窟，花翳白陷，鹘眼凝眼等症。失治者，必有青黄牒出粿凸之祸。凡见白珠赤紫，睥肿虬筋紫胀，敷点不退，必有瘀滞在内，可翻睥内

视之。若睥肉已发泛浮，椒疮粟疮者，皆用导之之法，不然变症生矣。”

【临床症状】 眼红目珠疼痛，头痛，视力突然减退，甚至失明，脉弦，舌质偏红苔薄黄。

【病因病机】 由于肝经血热，血不循经所致，或因外伤撞击，内损血络，血溢络外而成。瘀血灌注气轮（巩膜），甚则血灌风轮（角膜）、水轮（瞳人），故见眼红目珠疼痛，头痛，视力减退，甚则失明。因肝经血热之内障难治，因外伤者易愈；色紫浊者难治，色鲜红者易治。

【治则】 平肝清热，活血祛瘀。

【方药】 竹柴胡 20 克　赤芍 12 克　炒枳壳 10 克　甘草 6 克　羌活 10 克　黄连 6 克　木通 12 克　当归尾 10 克　桃仁 10 克　红花 6 克　制香附 12 克　焦山栀 10 克

加减法：大便燥结者加酒制大黄 10 克，如阴虚口干、手足心热、脉象细数者加生地黄 25 克。

【方解】 此方为四逆散加减而成。方中柴胡和解退热、疏肝解郁，赤芍清热凉血，枳壳平肝明目，甘草解毒、调诸药，羌活散寒除湿，黄连、山栀清热解毒，木通降火利水，当归尾、红花活血祛瘀，桃仁破血祛瘀，香附理气机、解肝郁。合而用之，平肝清热，活血祛瘀。

【病案】 龙××，女，25 岁，教师。1969 年秋诊治。

患者因目珠疼痛一天，视物模糊，头痛等证而来就诊。余见其双目血色鲜红，问其大便干结，小便色黄，诊其脉弦，舌质偏红苔薄黄。遂投平肝清热，活血祛瘀之四逆散加减治之。

处方：柴胡 10 克　赤芍 12 克　炒枳壳 10 克　羌活 10 克　甘草 6 克　黄连 6 克　当归尾 10 克　桃仁 10 克　红花 6 克　制香附 10 克　酒大黄 10 克　焦山栀 10 克　五剂，水煎服，日一剂二服

二诊：目珠疼痛大减，视物稍清，双目血红之色稍退，大

便已解，脉仍弦，苔薄黄。再守方去大黄。五剂。

三诊：目珠疼痛已解，视物基本清晰，双目血红已退，脉弦，苔薄黄，乃守二诊之方，进五剂，以善其后。

注：在服药的同时，外用熏洗热敷法，每日 3～5 次，以辅助治疗，可以提高疗效。

眼　丹

眼丹，俗称“偷针眼”，是因风热外袭眼睑，使气血凝滞所致。其形似麦粒，生于眼睑之上下，以下睑为多见，焮热红肿疼痛，常伴有寒热、头痛等证的一种眼病。

傅氏在《审视瑶函》中对眼丹作了详细的描述：“此症或眼皮上下，生一小核是也”。又曰“俗号偷针，脾家燥热，瘀滞难行，微则自然消散，甚则出血流脓。若风热乘虚而入，则脑胀痛而眸子俱红，有为漏之患，有吊败之凶”，“有一目生而传两目者，有止生一目者，有微邪不出脓而愈者，有犯辛热燥腻，风沙烟火，为漏为吊败者，有窍未实，因风乘虚而入，头脑俱肿，目亦赤痛者”。《医学心悟》云：“眼丹，眼旁生泡，溃而流水也，属风热”。

【临床症状】 眼睑红肿生疖且有压痛，数日后红肿加重出现脓点，终则溃破。严重者可出现眼睑红肿，耳前起粟，或发热，舌苔薄白或黄腻，脉浮大滑数。

【病因病机】 因风热之邪乘虚袭于眼睑，使眼睑之气血凝滞所致。

【治则】 清热解毒，行气活血。

【方药】 当归尾 10 克　浙贝母 15 克　苦参 15 克　金银花 25 克　陈皮 10 克　甘草 6 克

【方解】 此为《金匮要略》当归贝母苦参丸加味而成。方中当归尾活血祛瘀，浙贝母清热散结，苦参清泄肝经之热，金银花、甘草清热解毒，陈皮行气。全方合奏清热解毒，行气活血之功。

说明：眼丹之病容易复发，愈后需再连服此方四五剂可根治。

【病案】 乔×，女，16 岁，中学生。1980 年 7 月 13 日诊。

平素眼干涩痒，视物如雾，眼科检查为假性近视。近年来两眼睑交替反复发生红肿生疖掣痛，五七日疖破脓出即可自愈。西医谓之“麦粒肿”。今右下眼睑又生疖肿涩痛，伴心烦口苦，尿赤。查舌质红，脉细弦数。乃脾胃素有热毒蕴积，又感风热之邪所致，遂投当归贝母苦参丸加味治之。

处方：当归尾 10 克　浙贝母 12 克　苦参 12 克　金银花 25 克　陈皮 10 克　栀子 10 克　甘草 6 克　三付，水煎服

7 月 17 日再诊：右下眼睑之疖已消退，心烦口苦，尿赤等证悉减，脉细弦。药切病情，再守方进五付，以清其余热。

余用《金匮要略》当归贝母苦参丸加味方治眼丹，是在北京向一位姓哈的老中医学来的，屡用屡效，故特作介绍。

鼻　窒

鼻窒，即古代之鼻齆也。是因风寒伤于肺，邪气乘于太阴之经，致气壅积于鼻窍或邪蕴化热而发病。证见鼻塞反复发作，鼻涕或多或少，或清或黄，甚则头昏、头胀。

《诸病源候论》云：“肺主气，其经手太阴之经脉也，其气通鼻。若肺脏调和，则鼻气通利，而知香臭。若风冷伤于藏府，而邪气乘于太阴之经，其气蕴积于鼻者，则津液壅塞，鼻气不宣调，故不知香臭，而为齆也”。巢氏对鼻的生理、病理及症状作了通俗的论述。

【临床症状】 鼻涕或多或少，或清或黄，重者鼻塞不通，

伴有头昏头胀，咽部不适等证。

【病因病机】 由于外感风寒或风热之邪袭于肺，肺气失和，鼻为肺窍，故鼻窍阻塞不通或不畅，经久不愈而成此病。

【治则】 祛风散寒，宣肺泄热。

【方药】

内治处方　苍耳子30克　荆芥穗10克　防风10克　菊花15克　蔓荆子15克　白茅根30克　桑白皮12克　蝉衣12克　僵蚕12克　桔梗12克　钩藤12克　银花30克

加减法：鼻流清涕者去桑白皮、菊花，加羌活10克、白芷12克；鼻流黄脓涕者去荆芥穗、防风，加黄芩12克。

【方解】 方中苍耳子散风通窍，荆芥穗、防风祛风解表、散肺寒，菊花、蔓荆子疏散风热，白茅根清热凉血，桑白皮泻肺中之热，蝉衣散风热，僵蚕祛风，钩藤清热祛风，桔梗辛散苦泄、开肺利窍，银花清热解毒。全方有祛风散寒，宣肺泄热之效。

外治处方　葛根30克　麻黄25克　桂枝15克　白芍15克　苍耳子60克　辛荑花15克　白芷12克　细辛10克　生石膏30克　黄连10克　黄芩15克　甘草10克

上药浓煎三次，取汁浓缩，加入蜂蜜60克收膏，用瓶装好。每日用消毒棉签蘸药汁涂搽鼻孔二三次，连续擦用，不可间断，以愈为度。

【方解】 此乃葛根汤加减而成。方中葛根升阳发表，麻黄、桂枝、细辛性味辛温、温肺散寒，白芷发表祛风、消肿，白芍治肺中邪气，苍耳子散风通窍，辛夷花通肺窍、散风寒，生石膏清肺胃之热，黄连、黄芩苦寒清热解毒，甘草解毒、且调诸药。共奏散寒祛风，解毒通窍之效。

说明：外用效果较好。如鼻塞严重，不闻香臭，伴头额昏痛者，可内外同治，疗效颇佳。

【病案】 左××，女，20岁，学生。1971年3月初诊。

自诉鼻塞流清涕，左右交替发作，不闻香臭已有一年之久，常伴有头昏头胀，脉象寸关微浮弦，舌苔薄白。余诊断为风寒袭肺，肺气失和，故鼻窍阻塞不畅，经久不愈而成鼻窒。治宜祛风散寒，宣肺通窍。

处方：苍耳子 30 克　荆芥穗 10 克　防风 10 克　蝉衣 9 克　僵蚕 12 克　桔梗 12 克　钩藤 15 克　银花 15 克　白茅根 30 克　木通 10 克　甘草 6 克　五剂

二诊：自诉服后无不良反应，也无明显效果。余认为患者不闻香臭达一年之久，病重药轻，故难取效。改投祛风散寒，宣肺泄热重剂。处方：葛根 20 克　麻黄 9 克　桂枝 9 克　白芍 10 克　苍耳子 30 克　辛夷花 12 克　细辛 3 克　生石膏 30 克　黄连 5 克　黄芩 10 克　甘草 6 克

五剂。取一剂煎取浓汁，加蜂蜜煎为流膏，用消毒棉签蘸药汁搽鼻孔，每日三次。

三诊：药后，鼻塞流涕有所改善，略闻香臭，头昏胀亦减。效不更方，守方连服十剂，同时外搽，日 3～5 次。

四诊：一月后嗅觉灵敏，鼻塞流涕之证已除。嘱其停内服药，仍蘸药汁外搽，并加做搓摩内外迎香穴，早晚各一次，以巩固疗效。

随访三年未再复发。

牙　齿　痛

《诸病源候论》云："牙齿痛者，是牙齿相引痛，牙齿是骨之所终，髓之所养。手阳明之支脉，入于齿，若髓气不足，阳明脉虚，不能荣于牙齿，为风冷所伤，故疼痛也"。肾主骨，骨生髓，齿为"骨之余"。阳明之脉络于齿龈，犬齿属肾，臼齿属脾胃，故牙齿痛之病与肾、脾胃有密切的关系。

本文就肾虚肝郁，水不涵木，虚火妄动，兼挟脾胃之浊湿

上犯所致牙痛论之。

【临床症状】 犬齿臼齿均痛，或犬齿痛，或臼齿痛，或上下左右偏痛，或牙龈红肿疼痛，口角流涎，痛不能食，舌质偏红，苔白腻或微黄，脉象弦濡，尺候洪滑。

【病因病机】 犬齿属肾，臼齿属脾胃，今肾阴亏虚，水不涵木，风火妄动，或脾胃失健，浊湿上犯，均能导致犬齿或臼齿疼痛。如脾胃湿热上犯，则出现牙齿红肿，甚至溃烂化脓 。

【治则】 养肾阴，平虚火，醒脾胃，除湿利水。

【方药】 生地 20 克　丹皮 10 克　枣皮 10 克（或用女贞子 15 克代）山药 12 克　茯苓 12 克　泽泻 12 克　炒草果仁 10 克　地骨皮 30 克

加减法：犬齿痛，阴虚火旺的加知母 12 克、炒黄柏 10 克，臼齿痛，脾胃失调的加焦三仙各 12 克、广藿香 12 克；牙龈红肿溃烂的加贝母 12 克、天花粉 18 克。

【方解】 此六味地黄汤加味而成。方中生地、丹皮、地骨皮清热凉血，枣皮温养肝肾，佐丹皮清泻肝火，山药收摄健脾，茯苓淡渗利湿，生地还有滋肾阴以泻肝火之功，泽泻宣泄肾浊，草果仁醒脾化湿。全方共奏养肾阴，平虚火，醒脾胃，除湿利水之功。

说明：牙痛有寒、热、风、火、虫、虚之分，治法亦异。属阴虚火旺，脾胃虚弱兼湿热者，服此方一二剂可见显效；如牙痛属虫所蛀成空洞者，必须填补空洞才能治愈，如牙齿已松动不能填补者，须拔牙后才能根治。总之，必须对症方能取效 。

【病案】 贺××，男，38 岁，干部。1978 年 4 月 11 日诊治 。

素患牙痛之疾，或左或右，或上或下，今左下臼齿处疼痛难忍，喜凉饮。余观其牙痛处牙龈红肿不甚，舌质红苔黄腻，脉弦细数。辨为肾虚兼有湿浊之邪。予以六味地黄汤加味治之 。

处方；生地 25 克　丹皮 10 克　山茱萸 10 克　怀山药 15 克　茯苓 12 克　泽泻 18 克　炒草果仁 10 克　地骨皮 25 克　知母 12 克　荷叶 25 克　三剂，水煎服

4 月 15 日复诊：自述进一剂痛减，服二剂痛去其大半，三剂后只微有疼痛。余思此人素患牙痛之疾，仍用原方去荷叶，再进三剂，以巩固疗效。

方药体会

药　物

益　母　草

益母草味辛微苦、性微寒；开白花的入气分，开紫花的入血分。主治月经不调、胎产、一切气分血分之疾。果实名茺蔚子，辛甘微寒、无毒。能明目益精，除水气，为行血有力之药；疗血热头痛、心烦、血滞目病等。若瞳子散大，血不养睛者禁用。

益母草的根、茎、花、实、叶皆入药，可单用也可合用。若治血分风热，明目益精，调经，用茺蔚子为良；若治肿毒，消水，疮疡，胎产，宜根、茎、花、叶并用。因根、茎、花、叶专于利水行血，而行中有补也。

月经不调属血虚者，证见月经提前，经量或多或少，经来小腹滞痛，头晕目眩，睡眠梦多，手足心热，舌质偏红，苔少乏津，脉弦细或细弱等。用益母草配当归、白芍（当归 12 克　白芍 12 克　益母草 30 克）。若经期腹痛加制香附 12 克、陈艾叶 6 克，胃纳差加鸡屎藤 30 克，口干苦加柴胡 12 克、黄芩 9 克。

月经不调属气虚者，证见月经衍期，倦怠乏力，纳差量少，大便溏稀，舌淡苔白滑，脉微弱。用益母草配党参、干姜（党参 12 克、干姜 9 克、益母草 30 克）。若胃纳差加炒麦芽 30 克，或鸡屎藤 30 克；经期腹痛加制香附 12 克、泽兰叶 12 克。

月经不调属气血两虚者，证见头晕目眩，颜面苍白，睡眠差，胃纳欠佳，四肢倦怠，舌淡苔腻，脉微细。用益母草配黄芪、当归、鸡矢藤（黄芪 30 克、当归 12 克、鸡屎藤 30 克、益母草 30 克）。

益母草还可治肝经风热瘀滞之高血压病，证见头昏痛，失眠，舌紫或有瘀点，脉弦涩等症（茺蔚子 15 克、川芎 12 克、菊花 24 克、钩藤 12 克、夏枯草 30 克、夜交藤 30 克，水轻煎）。

湿热发疹，或上或下、或全身，疹如米粒大、或成片状，色红，流黄水，奇痒异常，用益母草（全草）30 克、苦参 10 克、夏枯草 30 克、葎草 30 克，水煎服 3～5 剂；外用益母草（全草）60 克、苦参 60 克、百部 30 克、蛇床子 30 克、牛耳大黄 30 克，水煎熏洗湿疹，每剂可煎 2～3 次，日熏洗二次，连续熏洗一周左右。若严冬用熏洗法须防感冒。

益母膏主治新产后恶露不尽，小腹疼痛，每次一汤匙，开水冲服，每日 3～4 次。

又治月经量多，或经期腰腹滞痛。可常服益母膏，每日早晚各服一汤匙，开水调下，1～2 个月为一疗程。

妇女带下微黄黏稠，偏于湿热者，可服益母膏，每天早晚各一汤匙，开水冲服，连服一月为一疗程。若有效而病未愈者，可再服一疗程。

益母膏制法：用鲜益母草（全草）10 斤，洗净切碎，清水适量浓煎三次，去渣取汁浓缩，加入红糖二斤，煎如饴状，用瓷缸或玻璃瓶装好备用。

香　　附

香附辛甘微苦，香而能窜，辛能散，微苦能降，微甘能和，乃足厥阴肝经、手少阳三焦经气分主药，兼通十二经气分。生用则上行胸膈，外达皮肤；熟用则下走肝肾，外彻腰足；炒黑则止血；得童便浸炒则入血分而补虚；得盐水浸炒则入气分而润燥；得青盐炒则补肾气；酒浸炒则行经络；醋浸炒则消积聚；姜汁炒则化痰饮。配参、耆则补气；配归、芍则补血；配木香则疏滞和中；配檀香则理气醒脾；配沉香则升降诸气；配川芎、苍术则解诸郁；配栀子、黄连则降火热；配茯神则交济心肾；配茴香、破故纸则引气归元；配厚朴、半夏则宽肠理气，决壅消胀；配苏叶、葱白则解散表邪；配三棱、莪术则消散积块；配艾叶则行气血，暖子宫；乃气病之总司，为妇科血气痛之要药。

用制香附 500 克、黄连 250 克，研末蜜丸，每丸重 6 克，成人早晚各服一丸，温开水送下。主治气热上攻，头目昏眩及偏正头痛。

又炒香附 500 克、炮乌药 250 克，研为细末，水醋煮面糊为丸，如梧桐子大，每服 6 克，早晚各服一次。主治血分气分多种痛证，随证加用引药。如头痛用茶下，痰气痛用姜汤下，血分痛用酒下。

又用炒香附 250 克、茯神 120 克，研为细末，炼蜜为丸，每丸重 6 克，早晚各服一丸。主治中年人精耗神衰，心血少，火不下潜，肾气惫，水不上济，致心肾失交，荣卫不和，上则多惊，中则塞痞，饮食欠佳，下则虚冷遗精。

又炒香附、高良姜各研为细末，主治胃脘滞痛。因寒痛者用香附末 0.3 克、高良姜末 0.6 克，因气痛者用香附末 0.6 克、高良姜末 0.3 克，因气与寒兼而有之作痛者各等分，和匀以热米汤入生姜汁一汤匙，盐一捻调下。此二味亦可为丸，各等分为丸即《良方集腋》之良附丸。

又制香附 500 克、艾叶 120 克，共为细末，米醋煮面糊为丸，如梧桐子大，每服 6 克，温开水送下，每日 2～3 次，主治心气痛、腹痛、少腹痛、血气痛不可忍者。

楮实（亦名楮桃）

楮实子甘寒、无毒，主治水气鼓胀，益气明目，壮筋骨，助阳气，补虚劳，健腰膝。

肝热生翳用楮实子研细末，食后蜜汤调服3克，日三次。

目昏难视用楮实子、荆芥穗各等分，炼蜜为丸，每丸重6克，食后服一丸，薄荷煎汤送下，日三次。

楮实子丸：即用楮实子250克，浓煎三次，取汁浓缩成膏。用茯苓90克、白丁香45克，共为细末，与膏和丸，如梧桐子大，每服6克，日三次。主治水气臌胀，服药至小便清利胀减为度。久服亦能治骨质增生。

楮叶甘凉、无毒。内服逐水利小便，外煎汤沐浴治皮肤瘾疹发痒。

蜀　　椒

蜀椒亦名川椒，四川古称巴蜀，故蜀椒即是川椒，川椒肉厚皮皱，其子光黑如人之瞳仁，故名椒目。

蜀椒味辛麻、气温热。入肺散寒，治咳嗽。入脾除湿，治风寒湿痹，解郁结，消宿食，通三焦，温脾胃，补命门之火，杀蚘虫，止泄泻。

凡多食饱胀，气逆上冲，心胸痞闷者，以开水吞椒十余粒即散，取其能通三焦正气，下恶气，消宿食尔。

凡用川椒，宜炒熟去麻味；气温热，不宜重用，每剂药量不过3～5克。

椒目利水之力较强，辛温不及椒肉，凡面肢浮肿，小便不利者，配合其他利水药可用到5～10克。

淋雨感受寒湿，头及四肢骨节疫痛，用生姜10克、红糖30克，煎汤吞服生川椒十余粒即解。

其他省也产椒，如产于陕西省的名陕椒。同样可以入药，惟椒性味辛温。凡热性病禁用。

附　　子

附子，其母根名川乌。产于四川龙安县高寒山区。每年秋后采回，移种江油与彰明两县，再由人工培植而成。因这两县是黑油砂土，比较肥沃，其他各县土质不如这两县适合，故附子为这两县特产。每年农历七八月间可采收。主根（乌头）侧生二三枚者，名曰附子，独生一根较长形者，名曰天雄，效力更宏。新采收的附子，先用盐胆水（卤水）浸泡，以防霉烂，再用清水漂洗，将胆水漂净，蒸去皮，切片制成附片（亦有未去皮者）。乌头有大毒，能驱风逐寒，但回阳救逆之力不如附子。使用种种制法将附子制成熟附片，意在减少其毒性尔。其实附子重在煮透，煮至入口不麻，就无毒性反应了。余用制附片 30 克以上者必须先煎一小时，用量在 60 克者必须先煎二小时以上，以入口不麻为度。

附子味辛甘、性大温，暖水燥土，泄湿除寒，走中宫温脾，入下焦暖肾，治手足厥冷，消疝瘕冷结，降浊阴上逆，能止哕噫，升阳举陷，善止胀满。

《神农本草经》云："附子气味辛温有大毒，主治风寒咳逆邪气，温中，金疮，破癥坚积聚，血瘕，寒湿痿躄，拘挛膝痛，不能行步"。

附子味辛气温、性大热，有大毒，是回阳救逆第一要药。《本经》谓主治风寒咳逆邪气，是寒邪逆于上焦；癥坚积聚、血瘕，是寒气凝结，血滞于中焦；寒湿痿躄，拘挛膝痛不能行步，是寒邪着于下焦。上而心肺，中而脾胃，下而肝肾，以及血、肉、筋、骨、营、卫，因寒湿而病者，无不相宜。即阳气不足，寒自内生，大汗，大泻，大喘，手足厥逆，舌淡嫩，苔白滑，脉沉微欲绝之阳虚阴寒证，必用此品，方可回阳救逆。

附子虽是大热大毒之药，只要用之得当，对阳虚阴盛之重病及沉疴痼疾，常可应手奏效。要善于应用附子，就必须研究《伤寒论》中有关附子配伍的方剂，多下功夫，才能得心应手。

干　　姜

干姜性味辛温、无毒，能燥湿温中，健脾暖胃，助消化。治胸满咳逆上气、水湿泛滥、中宫虚寒、呕吐泄泻、水气肿胀等证。

仲景《伤寒论》用干姜配伍的方，四逆汤辈有九方，泻心汤有七方，理中汤辈有七方，至于其他文献有干姜者难以枚举。干姜为温脾暖胃之妙品。一切中焦虚寒之证，若畏其燥热辛辣，不敢使用，而以补中、寒中的药方服之，不但无效，反至轻病变重，重病转危，医者不可不慎之。

麻　　黄

麻黄味苦辛、性温、无毒，体质轻扬，入手太阴肺经及足太阳膀胱经。入肺而行气分，开皮肤毛孔、善泄卫郁、专散寒邪。治伤寒头疼，除风湿身重，疗寒湿脚肿，风水可驱，溢饮能散，消咳逆肺胀，专发太阳伤寒肤表之汗。

麻黄捣绒去末名麻绒，治肺气喘逆咳嗽。去末后发汗之力减弱，如太阳伤寒无汗，仍须用麻黄，可参考《伤寒论》用麻黄各方。

麻黄根有止汗之功，可治寒湿身痛有汗之证。用其止汗，其用量可大于麻黄一二倍；虚人可用麻黄根 30 克左右炖肉汤服，可平喘止汗。

麻黄蜜炙后，可减弱其发汗之力。惟气血虚弱之人，须防麻黄克伐，以炙麻绒为妥。

以麻黄为主的方剂有麻黄汤。其方由麻黄、桂枝、杏仁、甘草四药组成。治太阳伤寒，头痛、恶寒、项背强痛、无汗而喘、脉浮紧等表实证。功专发太阳伤寒肌表之邪，一服汗出，邪随汗祛。

麻黄与桂枝同用，能通阳而利血脉，助其疏泄，故能发汗解表。治太阳伤寒，服麻黄汤一盏，多则二盏，盖被而卧，得汗而解，不必尽剂。更勿令其大汗淋漓，以免耗伤津液，致变证从生。

治温病或暑病初起，证见发热而渴，不恶寒或微恶寒，头痛项背强，用麻杏石甘汤治之。此系太阳经有表邪，阳明经有里热，用此辛凉表里两解之剂疗之即愈。麻黄汤是辛温解表发汗之剂，此方即麻黄汤去桂枝加石膏而成，变辛温为辛凉，为表里双解之剂，能治汗出而喘之证，绝非专事发汗解表也。

“伤寒瘀热在里，身必发黄，麻黄连翘赤小豆汤主之”。其方由麻黄、连翘、杏仁、赤小豆、生梓白皮、生姜、大枣、炙甘草八味药组成。此方是取麻黄利水除湿热也。

《伤寒论》中用麻黄的方剂还有大青龙汤、小青龙汤、麻黄附子细辛汤、麻黄附子甘草汤。从这七方组成可以看出，因麻黄与他药配伍不同，其作用有异，故主治病症有别。时方中用麻黄的还有不少方剂，必须结合临床，细心研究，才能正确使甩麻黄，发挥其作用。

桂　　枝

桂枝味甘辛、气香性温，行血分，通经络，善解风邪，走而不守，并能化膀胱之气而利小便，舒经脉之挛急，利关节之壅阻，能止奔豚，定惊悸。

桂枝一味，仲景用之最广，为辛甘化阳之上品。《伤寒》、《金匮》中用桂枝的，有七十六方之多，时方用桂枝的更不胜枚举。兹就《伤寒论》首方桂枝汤而论。桂枝汤由桂枝、芍药、炙甘草、生姜、大枣五药组成。主治太阳中风自汗脉浮缓、恶风头项强痛之证。合桂枝甘草汤辛甘化阳、芍药甘草汤苦甘化阴二方而成，一扶阳，一救阴，则能治营卫并病，阴阳俱虚，阳浮发热，阴弱汗出之证。

桂枝为通阳、行十二经、散寒、解肌表之良药。但有的医家或病者常畏惧其“过热”、“过燥”、“过表”而不用；还有用桂枝去皮，只用桂木者。考桂之嫩尖性味较厚，效力较强；所谓去皮者，即粗枝有皮骨者去而不用也，非去桂枝的外皮。去皮用木，已无辛温之性，何以通阳化气？但温病、署病及一切热盛之证，均当忌用。

石　　膏

石膏味辛甘、性大寒，能清肺止渴，泻胃火，除烦躁，辛凉解肌，清肺胃气分燥热。

用石膏配伍的主要方剂是白虎汤。白虎汤原载《伤寒论》，即由生石膏、知母、甘草、粳米四味组成，主治伤寒阳明经证及温病、暑病等证。若脉洪大，壮热烦渴饮冷，舌苔白燥，甚则起芒刺，头汗多，服此方汗出热退、津生渴止，脉静身凉。此外，还有麻杏石甘汤、大青龙汤，虽有石膏清里热，但二方均以麻黄为君，表里双解。人参白虎汤治暑热证；竹叶石膏汤治热盛灼阴之痉挛证；均以石膏为君，清肺中之燥热，功效甚大。石膏只宜用于气分邪热阳躁证。若虚热阴躁证服之，犹如雪上加霜，不但无效，反至病情增剧，应当禁用。

大　　黄

大黄味苦性寒、无毒，主下瘀血，破癥瘕积聚，留饮宿食，荡涤肠胃，推陈致新，调中化食，安和五脏。其性走而不守，善滑润肠胃而通便结。以承气汤类为代表方剂。

大承气汤，由大黄、芒硝、枳实、厚朴四药组成。主治阳明腑实，胃肠燥结便难之证。

小承气汤，由大黄、厚朴、枳实三味组成。主治阳明腑热，胃肠燥结不如大承气汤证之盛，故用大黄泻胃肠燥热，厚朴、枳实开胃肠之郁滞，微和胃气而去腑结。

调胃承气汤，由大黄、芒硝、炙甘草而成。下胃肠之热而无燥结之证，故不取枳、朴推荡之力。

大承气汤、小承气汤、调胃承气汤均以大黄为主药，治阳明府证。

大黄的用途颇多，因其性味苦寒，故阴盛阳衰、肠胃虚寒之证禁用。

凡用大黄通便，宜轻煎，久煎则失去通便的效用，尤以开水泡大黄半小时，取汁兑服，其润燥通便之功效比煎剂更佳；若用大黄祛瘀活血，则用酒制大黄为宜，且宜久煎。

黄　　连

黄连味极苦、性寒，清心退热，泻火除烦。以黄连为主的方剂有：

白头翁汤。由黄连、黄柏、秦皮、白头翁四药组成。主治厥阴下利，里急后重，口渴饮水者。

黄连阿胶鸡子黄汤。由黄连、黄芩、芍药、阿胶、鸡子黄五药组成。主治少阴病之热化者，证见心烦不得卧，脉沉细数。还治温病热甚灼阴，身热不退，虚烦不得卧，服之则热退身凉，安静入眠，效如桴鼓。

仲景方用黄连的还有五泻心汤、葛根黄连黄芩汤、黄连汤、干姜芩连人参汤、乌梅丸等方；时方有黄连解毒汤、犀角黄连汤、三黄石膏汤等方，都取黄连清心火之作用。但用黄连须中病即止，不可过剂，过则中下焦寒生，上热更甚。有人认为久服黄连，反从火化，这是错误的。若阴寒甚，虚火浮，君火不降，上热下寒者慎用；真阳素虚体弱无神者禁用。

羌　　活

羌活味苦辛、性温，生陇西，紫色有蚕头鞭节。主治风寒水湿。凡感受寒湿，致头痛、肢节痠痛、一身尽痛等证，非此药不能除。

成药九味羌活丸、荆防败毒散，治冒雨寒湿外感，有很好的疗效。

羌活与川芎同用，治少阴太阳头痛，透关利节，治督脉经脊柱强痛。

羌活与莱菔子同炒，取羌活研为细末，每服 6 克，温酒调下，一日一服，二日二服，三日三服。治风水浮肿。

用羌活、独活、松节各等分，水酒各半煎半小时，每日空腹服一杯。治历节风疼痛。

羌活与木香同用，治雾露之邪中于上焦。

羌活与白芷同用，既治风，又治湿，作为面脂，能去面䵟粉刺，悦颜色。

凡冒雨感寒湿之病，非羌活莫能解。

白　芷

白芷性味辛温、无毒。李时珍《本草纲目》云："白芷色白味辛，性温气厚，行手足阳明两经，芳香上达，入手太阴肺经，故所主之病不离三经。如头眉齿诸病，三经之风热也，如漏带痈疽诸病，三经之湿热也，风热者辛以散之，湿热者温以除之……又能排脓生肌止痛。"

白芷 10 克　生姜 20 克　葱白三根　淡豆豉 50 粒

水煎服，名神白散。主治时行一切伤寒外感，男女老少，孕妇皆可服之。

白芷一味，洗晒研为细末，炼蜜为丸，每丸重 6 克，名都梁丸。主治头风头痛，每服一丸，清茶或荆芥汤送下。

白芷同辛夷花，苍耳子合用，治鼻渊、鼻衄，齿痛、眉棱骨痛。

白芷为末可作面脂，治面䵟粉刺，长肌肉，悦颜色。

方　剂

三　宜　汤

【组成】 广藿香12克　广木香9克　厚朴12克　苏梗12克　苍术12克　茯苓12克　法半夏9克　前胡12克　生姜9克　黄芩9克

【用法】 水煎，日三服。

【功效】 芳香化浊，宣肺祛痰。

【主治】 因饮食所伤，而致脘腹胀痛，不思饮食，恶心欲吐，或兼咳嗽，咯白泡沫痰，或大便溏泻，或大便秘结。舌苔白滑或白黄滑等证。

【方解】 此方由藿香正气散、平胃散化裁而成。方中藿香芳香化浊、行气和中，为君药；苏梗、生姜理气健胃消食，厚朴、广木香行气宽中，前胡、半夏祛痰止咳，苍术、茯苓燥湿健脾，共为臣药；黄芩清热燥湿，为佐使。合而用之，可治积食便溏、积食便秘、积食咳嗽三证，故名“三宜”。

解　秽　汤

【组成】 广木香10克　侧耳根30克　茵陈10克　通花根20克　鱼鳅串30克　水灯心30克　石菖蒲20克　佛手12克　猪苓20克　炒小茴3克　茯苓20克

【用法】 水煎，日三服。

【功效】 消积健脾，理气止痛。

【主治】 因积食、积水，致脾失健运，肝胃不和，出现脘腹胀满，恶心，嗳气或矢气，食则胀甚，小便短赤，大便或溏或稀，脉细弦，舌苔白腻或黄腻之证。

【方解】 此方为消积健脾，理气止痛之剂。方中广木香行肠胃之滞气，侧耳根清热解毒、去食积、补虚弱、消臌胀，茵陈除湿清热退黄，通花根行气利水消食，鱼鳅串除湿利水、消食积饱胀，水灯心清心热、利小便，石菖蒲芳香开窍、和中辟浊，佛手平肝胃气痛、化痰，猪苓、茯苓渗湿利水、健脾安中，小茴香理气止痛、调中和胃。

注：侧耳根即鱼腥草，草药名蕺菜，鱼鳅串即马兰，草药名路边菊。

温肾蠲饮汤

【组成】 制附片 30 克～60 克（先煎 1～2 小时） 干姜 10 克 桂枝 10 克 法半夏 10 克 细辛 6 克 炙甘草 10 克

【用法】 水煎，日二服。宜温凉服，不宜热服，一剂分二天服完。

【功效】 暖脾肾，通心阳，温肺化饮，止咳平喘。

【主治】 老年咳嗽反复发作，经年不愈，咳吐白泡沫痰，气喘，短气，不能平卧，动则尤甚，遇冷加剧，舌苔白滑，脉偏弦，两尺不足。

【方解】 此为四逆汤加味而来。方中附片温肾阳、散寒湿，干姜温肺化痰，桂枝通阳化气、祛风湿、通经络，法半夏燥湿祛痰，下气散结，细辛温肺祛痰，甘草调和诸药。

治慢性支气管炎喘咳方（二方）

方一

【组成】 苏子 500 克 广柑皮 500 克 鲜橙子一个 冰糖、白糖、红糖各 500 克

【用法】 将上药置于瓦罐内，加开水适量后密封，用稻壳或锯木面微火煎熬 15 小时左右，待冷后用纱布过滤，取汁再煎去其水分收膏，装瓶备用。每日早晚各服 15～20 毫升，开水送下。

【功效】 润肺止咳，平喘化痰。

【主治】 方中苏子止咳平喘、下气消痰，广柑皮理气化痰，鲜橙子宽胸利膈，冰糖补气润肺、止咳化痰，白糖润肺生津，红糖温中补虚。合而用之，有润肺止咳，平喘化痰之功。

说明：如服之有效，病未愈者，可续服一二料。

方二

【组成】 鲜葡萄500克（捏破皮） 白糖500克 白酒500克

【用法】 用白酒浸泡白糖、葡萄15天，然后用纱布过滤，取汁装瓶即可。每服15毫升，睡前缓缓饮之。

【功效】 生津、润肺、止咳。

【主治】 慢性咳嗽反复发作，痰多，脉滑数，苔腻等证。

【方解】 方中葡萄润肺止咳，白糖生津润肺，白酒散寒、且助药力。合而用之，共奏生津、润肺、止咳之效。

说明：不饮酒者不服此方。如服之有效，病尚未愈，可续服一二料。

凡慢性支气管炎患者，应严戒烟酒。可是有的患者素爱饮酒，少饮药酒可起到治疗作用，此方专为嗜酒患者而设，但多饮亦非所宜。

治脏器下垂方

【组成】 制马钱子60克 枳实180克 白术360克

【用法】 三药各研细末，炼蜜为丸，每丸重3克，早晚饭后各服一丸，温开水送下。

【功效】 强筋壮骨，健脾理气。

【主治】 因身体素亏，气血不足，中气下陷所致的胃、肾、子宫等下垂之证。亦可用于治骨质增生。以治胃下垂疗效最好。

【方解】 此为《内外伤辨惑论》枳术丸加马钱子而成。

方中马钱子补肾强筋，枳实破气散积消痞，白术健脾益气。

此药丸因马钱子有大毒，要注意制好去毒，每次只可服一丸，因味苦，不宜嚼服，多服可出现头晕、心慌、恶心等副作用，以饭后服为佳。有心脏病者禁用。

治甲亢丸

【组成】 生地 60 克　玄参 30 克　玉竹 30 克　炙龟板 30 克　当归 20 克　麦冬 30 克　白芍 30 克　丹皮 20 克　女贞子 30 克　旱莲草 30 克　党参 30 克　黄芪 60 克　枸杞子 30 克　海藻 30 克　昆布 30 克　茯苓 60 克　泽泻 30 克　生牡蛎 30 克　夏枯草 60 克　制首乌 30 克　红枣 30 克　山药 60 克

【用法】 上药各研为细末，炼蜜为丸，每丸重 10 克，早中晚各服一丸，温开水送下。

【功效】 滋阴潜阳，双补气血。

【主治】 因甲状腺功能亢进所致之证。

【方解】 方中生地、玄参、麦冬、玉竹、女贞子，旱莲草滋养肝阴，龟板、牡蛎滋阴潜阳，白芍、首乌补血柔肝，海藻、昆布散结消瘿，茯苓，泽泻健脾利湿，黄芪、党参、山药、红枣补气，白芍、当归、首乌、枸杞补血，夏枯草平熄肝风，丹皮清肝经之血热。全方共奏滋阴潜阳，双补气血之功。

治甲亢方

【组成】 生地 20 克　玉竹 20 克　麦冬 12 克　白芍 15 克　黄芪 30 克　当归 15 克　枸杞 10 克　山药 12 克　茯苓 12 克　海藻 15 克　夏枯草 30 克　生牡蛎 30 克

【用法】 水煎，日一剂，煎二次分三服。

【功效】 滋阴潜阳，健脾补血，散结。

【主治】 因甲状腺功能亢进所致之证。

【方解】 方中生地、玉竹、麦冬滋养肝阴，白芍、当归、枸杞补血，山药、茯苓健脾利湿，海藻散结消瘿，夏枯草清肝散结，生牡蛎敛阴潜阳、化痰软坚。诸药合奏滋阴潜阳，健脾补血，散结消瘿之功。

治高血压方

【组成】 川芎 12 克　菊花 20 克　地龙 10 克　川牛膝 15 克　夏枯草 30 克　地骨皮 15 克　玉米须 30 克

【用法】 水煎，日一剂二服。

【功效】 平肝清热，通络止痛。

【主治】 因肝阳上亢所致的头痛、眩晕、耳鸣、脉弦实等证 。

【方解】 方中川芎行气活血、祛风止痛，菊花疏风明目，地龙平肝熄风，川牛膝活血祛瘀，夏枯草清肝散风，地骨皮清泄肝热，玉米须平肝泄热，川芎配菊花、夏枯草、玉米须、地骨皮则清肝祛风之力更强，牛膝引火下行，加地龙则祛风之力更著。

精神药酒方

【组成】 枸杞 30 克　熟地 15 克　红参 15 克　淫羊藿 15 克　沙苑蒺藜 25 克　母丁香 10 克　沉香 5 克　荔枝核 12 克　炒远志 3 克

【用法】 用白酒 1000 克加冰糖 250 克，浸泡上药一个月即可。每晚服 20 毫升，分数十口缓缓饮下。少年、幼年禁服。

【功效】 健脑补肾。

【主治】 凡因脑力劳动过度，精神疲倦，头昏脑胀，腰痠背痛，男子遗精阳痿，女子月经不调等证。久服能增强记忆力，故名为精神药酒。

【方解】 方中枸杞、熟地滋阴补血，红参大补元气，淫羊藿、沙苑蒺藜滋补肾阳，母丁香、沉香温肾助阳，荔核行气，远志安神定志，白酒行药势，以助药力。全方有健脑补肾之功。

本方治男子阳虚精冷不育之证极效。余曾用此药酒治男子因肾阳虚精冷不育证者十余例，服本药一至二料泡酒后皆生育。

劳工酒方

【组成】 炮牙皂6克　党参12克　厚朴12克　干姜12克　肉桂6克　广木香12克　生姜30克　石菖蒲9克　龙骨12克　天雄6克　公丁香12克　炒远志12克　生牡蛎6克　砂仁6克　吴萸6克　藁本12克　炒杜仲12克　红枣30克　紫菀6克　冬花6克　法半夏12克　川芎15克　白芍30克　胡椒6克　苏木6克　生地12克　当归12克　桂枝30克　枸杞15克　川断6克　炙甘草18克　茯苓6克　制草乌6克　红花6克　细辛6克　炙龟板6克　桑寄生6克　制川乌3克　白术12克　黄芪12克　樟脑12克　薄荷12克

【用法】 药150克，配用白酒500克，浸泡一月后即可。成人每晚服15～30毫升，分数十口缓缓饮下。

【功效】 祛风胜湿，双补气血。

【主治】 凡因体力劳动过度，腰肌劳损，腰脊痠痛，或劳力后四肢痠痛，或劳力时冒与受寒湿，头痛如裹，肢体骨节痠痛。亦治风寒咳嗽和风寒湿之邪所引起的慢性关节痛等证。

二仁膏

（名老中医唐阳春遗方）

【组成】 桃仁（去皮尖）、核桃仁各等分

【用法】 二药捣烂和匀，加红糖适量为膏。每服10克，日三次，沸水调服。

【功效】 活血祛瘀，补肾纳气。

【主治】 高血压性心脏病，冠状动脉硬化性心脏病，肺原性心脏病等。为平时常服之方。

【方解】 方中桃仁活血祛瘀，核桃仁补肾纳气。二药合奏活血祛瘀，补肾纳气之功。

还 童 丸

（名老中医补晓岚遗方）

【组成】 生漆 500 克　朱砂 500 克　白醋 2000 毫升　麻油 500 毫升　蜂蜜 500 克

【用法】 生漆入醋浸泡 48 小时，朱砂入麻油浸泡 48 小时，文火煎熬入蜂蜜收膏，每用膏 30 克，加漆叶末 90 克，醋滴制丸如梧桐子大。第一周每日服一丸，第二周每日服二丸，第三周每月服三丸，直服至第十周每日十丸，不再加量。

【功效】 软化血管，降低血脂。

【主治】 动脉硬化，高脂血症等。

【方解】 此为常用之保健方。方中生漆、漆树叶行血祛瘀通络，朱砂镇心安神，白醋散瘀止痛，麻油生肌，蜂蜜补中益气。全方共奏祛瘀通络，补中安神之功。

治 风 痹 方

【组成】 丹参 24 克　当归 9 克　生地 10 克　玄参 10 克　赤芍 10 克　防风 6 克　麻黄 5 克　荆芥穗 6 克　泽泻 12 克　连翘 12 克　土茯苓 24 克　益母草 12 克　茵陈 10 克

【用法】 水煎，日一剂二服。

【功效】 凉血解毒，祛风胜湿。

【主治】 因湿热蕴结血分所引起的风疹。

【方解】方中丹参、益母草活血祛瘀，当归补血和血，生地、玄参、赤芍清热解毒凉血，防风、麻黄、荆芥穗疏散风邪，连翘、土茯苓清热解毒，茵陈、泽泻利湿。全方共奏凉血解毒，祛风胜湿之功。

如果风疹反复发作不愈，可用《千金方》五香连翘饮［公丁香 3 克　沉香 1.5 克　广木香 6 克　麝香 0.15 克（冲服）熏陆香 6 克　连翘 12 克　升麻 6 克　麻黄 3 克］治疗。

化　脓　丹

《针灸灵法》

【组成】 轻粉 18 克　滑石 30 克　冰片 12 克　银珠 6 克　枯白矾 6 克　麝香 0.6 克

【用法】 上药共研极细末，瓶装密封备用。用棉签蘸少许药粉撒在伤口化脓处，外用油纱布盖贴，用胶布固定，日一换。换药前用消毒药水或冷盐开水洗涤伤口后再换药，直至伤口愈合。

【功效】 化腐生肌。

【主治】 疮疖化脓，或刀伤、刺伤、擦伤等伤口化脓。亦治痰湿流注，深部脓肿。深部脓肿者，应用桑皮纸做成药条放入深部，使从内见愈后，方可外收口。若内脓未尽而外收口，多必复发。切记!还可用于治骨结核，慢性骨髓炎等症。

【方解】 方中轻粉、银珠攻毒杀虫，滑石除湿清热，冰片清热止痛，麝香开窍辟秽，白矾收敛燥湿、解毒。共奏化腐生肌之功。

治牛皮癣、顽癣方

【组成】 细辛 3 克　马钱子（生用不去毛）3 克　生草乌 3 克　硫黄 3 克　雄黄 6 克　生白矾 6 克　冰片 3 克

【用法】 上药共研细末，用酒精 100 毫升浸泡一周。用棉签蘸药汁外搽患处，每日 1～2 次，以愈为度。

【功效】 解毒杀虫除湿。

【主治】 各种牛皮癣、顽痹久治不愈之证。

【方解】 方中细辛祛风止痛，马钱子活络止痛，生草乌搜风胜湿，硫黄、雄黄杀虫，白矾燥湿解毒，冰片清热解毒。合奏解毒杀虫除湿之效。

轻 雄 膏

【组成】 轻粉 雄黄 枯白矾 铜绿 冰片各3克

【用法】 共研细末，兑凡士林油膏10克和匀。用棉签蘸药膏每天搽患处1～2次，以愈为度。

【功效】 解毒除湿杀虫。

【主治】 圆癣、钱癣、黄水疮等。

【方解】 方中轻粉、雄黄解毒杀虫，白矾收敛生肌，铜绿去腐生肌杀虫，冰片清热解毒。合而用之，解毒除湿杀虫。

皮肤湿疹外洗方

【组成】 苦参60克、蛇床子、百部、益母草各30克

【用法】 水煎，每剂可煎2～3次，洗涤湿疹。

【功效】 清热解毒，除湿杀虫。

【主治】 皮肤湿疹。

【方解】 方中蛇床子燥湿杀虫，加百部杀虫之力更著，苦参、清热解毒，除湿祛风，益母草活血解毒。

治酒糟鼻子方

【组成】 大风子30克 火麻仁30克 核桃仁30克 木鳖子22克 水银30克 樟脑22克

【用法】 将大风子、火麻仁、木鳖子共研细末，入樟脑调匀，再入核桃仁共捣如泥，然后慢慢加水银研磨均匀即可，研时酌加蒸馏水。每天早晚各擦一次，每次取蚕豆大小药膏用纱布包裹揉擦鼻部，揉时不可用力过大，否则效果反之。

【功效】 祛风解毒，燥湿杀虫。

【主治】 酒糟鼻子。

【方解】 方中大风子、水银、樟脑祛风燥湿杀虫，火麻仁润燥活血，核桃仁补肾润肺，木鳖子消肿散结解毒。故有祛风解毒，燥湿杀虫之效。

用药期间忌食刺激之品，如烟、酒、五辛、辣椒等。多吃水果蔬菜，少吃脂肪类食物。揉擦时药膏勿入鼻腔，以免鼻腔受损而影响疗效。

单方（五方）

单方一

【组成】 青藤香（蛇参）30 克 山慈姑（地胆）30 克 樟脑 9 克

【用法】 上药共研细末，用干酒 500 克浸泡。用药汁搽患处。

【功效】 清热解毒，消肿止痛。

【主治】 蚊虫叮咬，湿脚气，湿疹，无名肿毒。

【方解】 方中青藤香清热解毒，山慈姑解毒消肿，樟脑除湿杀虫。共奏清热解毒，消肿止痛之功。

说明：青藤香即马兜铃藤，山慈姑即金果榄。

单方二（名老中医熊寥笙验方）

【组成】 绿壳鸭蛋一枚 硫黄 0.6 克

【用法】 将鸭蛋打一小孔，加硫黄于内，搅拌均匀，放在饭锅上蒸熟后服。连服 5～7 枚见效。

【主治】 鸡眼。扁平疣。

【方解】 鸭蛋滋阴清肺，硫黄补火助阳。

单方三

【组成】 人工牛黄粉 0.5 克。

【用法】 用消毒棉签蘸少许擦患处，日 2～3 次。

【功效】 清心泻火解毒。

【主治】 口腔溃疡属实火者。经治 1～2 天可见显效。

【方解】 人工牛黄清心泻火解毒。

单方四

【组成】 核桃油

【用法】 将核桃打绒取油，用消毒棉签蘸核桃油搽耳内患部，每日 2～3 次。

【功效】 祛瘀活血，润燥散结。

【主治】 慢性中耳炎（急性忌用）。

单方五

【组成】 羌活 20 克　川芎 20 克　姜黄 20 克　当归 20 克

【用法】 上药共为细末，分四次调面粉如糊状，包贴患处，每日更换一次。病轻者单用莪术磨醋外搽即可。

【功效】 活血化瘀。

【主治】 扭伤 。

【方解】 此方为芎归散加味而成。方中羌活行气分，川芎、姜黄活血祛瘀，当归补血活血。四药共奏活血化瘀之功。